當 遇 上

中醫瑜伽

以瑜伽體位對應十二經絡
從四時節氣調養到強化全身肌群的對症養生書

何雨涵・何穎盈 著
Katie

推薦序一 | 初學者也能輕鬆好跟上的瑜伽自學書

以前一直認為自己是天生僵硬，學生時期體前彎測驗的柔軟度是班上倒數幾名。完全沒有想過要接觸瑜伽，直到發現長期工作累積下來的筋骨僵硬，讓大腿後側與下背很緊繃，甚至於影響到生活品質，才決定嘗試把伸展拉筋加入到日常。

剛開始的自我練習正如我所預期的，難度很高，雖然每次做完會有比較放鬆一些，但沒有顯著的進步。後來跟著 Katie 建議的步驟，與聽過她完整的解析之後才知道，原來同樣的動作，可以有更好的練習方式！

如果你也想把瑜伽自在帶入你的每一天，幫助改善你的身體問題，這是一本就算是初學者也能輕鬆好跟上的瑜伽自學書！

——— **阿滴**
Youtube 百萬訂閱創作者

推薦序二 | 在家自我練習修復肌肉疲勞

每次上完重訓或三鐵訓練後，我都會接著上一堂瑜伽課，來放鬆、伸展剛剛過度收縮的肌肉。

瑜伽的伸展也有助於我三鐵的訓練，除了可以幫助肌肉修復，也能有效的提升我騎車、跑步時的運動表現，做其他運動時專注度也明顯的增加。

每個伸展的動作我會停留比較長的時間，因為練習瑜伽的時候讓我心情也能很放鬆，身體的張力也慢慢降低，柔軟度也跟著變好了！

尤其對於髖關節、肩關節的伸展幫助很大，搭配書中的動作還能達到穴位的自我按摩。

喜歡戶外運動的女生建議要配合上瑜伽課有益身心靈，也會有助於競技運動上的表現。在塵土和汗水之外，我想每個女生都喜歡穿得美美的，在舒適的環境中，盡情伸展自己的曲線。

如果想要在家自我練習修復肌肉疲勞，非常推薦這本書。

——— **李佳綺**
三鐵女醫／佳妍診所院長

推薦序三 | 一本能對症下藥的瑜伽實作書

練習瑜伽有效幫助我建立和保持強壯的骨骼、肌肉和結締組織，維持健康良好的姿勢，讓身體不受年齡限制，持續活躍。

除此之外，瑜伽不僅僅是運動，在練習時有意識的呼吸，能充分舒展心靈與舒緩身心壓力，維持愉悅的心境，創造自在的生活品質。

當過程中穩紮穩打達成動作時的成就感，讓我對自己更加信任，並完全消除了繁忙工作的雜念，使思緒平靜且清晰，能更加專注於人生目標的實現！

無論你是否熟悉瑜伽，都非常推薦你給自己一個機會試試看，或許這將是你改變人生的契機！

這是一本能對症下藥的瑜伽實作書，不只讓心靈安定，更讓身體瞬間放鬆、消除痠痛。

—— **雨揚老師**

雨揚科技董事長／知名命理師及心靈導師

推薦序四 | 讓你在對的時機，做對的運動

我們都知道運動的好處，但很多人常因為太熱、沒場地、人太多等外在因素，而找藉口不運動。如果有個運動可以隨時隨地練習，不用拋頭露面，又可以靜心、修飾身材，那該有多好？

而這個運動，就是瑜伽。

無論你的目標是什麼，瑜伽都有符合你需求的動作，如果再搭配節氣與經絡的概念，就能讓你在對的時機，做對的運動，幫自己打造健康的身體。

如果你想學習瑜伽，又怕去外頭上課，跟不上進度；如果你想好好練瑜伽，卻不想人擠人，這本書就是你的好選擇！

—— **林長揚**

企業培訓師／暢銷作家

　　大家都是怎麼開始接觸瑜伽的呢？為了健身、瘦身、改善睡眠、心靈安定、為了挑戰不可能的姿勢？！

　　我從大學的時候開始接觸瑜伽，一直是斷斷續續的練習，決定專心投入的契機是生完兩個孩子，想找回產後遺失已久的腰線和拯救鬆弛的肌肉，結果沒料到，從此以後深深愛上！

　　體悟到瑜伽不單單只是運動而已，除了身體線條的訓練以外，其實每一個瑜伽動作都是配合著調整呼吸、找到力量、釋放能量，沒有競爭比較與輸贏，只是靜下心來學習觀察自己，找到身心靈平衡。

　　我認為練習瑜伽最大的改變是：看清楚自己！每個人都有最喜歡的樣貌，盡全力擁抱這個目標吧！瑜伽像是一個起點，串起新的生命旅程，無關乎好壞或對錯，把心專注於當下。讓千千萬萬的念頭順著走，便能體會到屬於自身的能量與滿滿生命力！

——— **何雨涵**

自序二 | **練習經絡瑜伽，小病不用看醫師**

　　我是一位中醫師，也是位瑜伽練習者。

　　過去因為工作的關係，長時間待在醫院裡，整天悶在冷氣空調中，又少接觸陽光，這讓本身不容易流汗，又是過敏體質的我，變得很容易過敏、感冒、中暑，持續了好長一段時間，不知道怎麼辦。

　　2014 年在朋友的推薦下，我接觸了瑜伽，從此就愛上。因為瑜伽可以隨著身體狀況與熟練度，來調整練習難易度，隨著一次次的鍛鍊，能發現身體日積月累的改變，無論是外觀上、健康上，都有很棒的進步，讓人很有成就感。

　　我一開始練得很勤，四處學習各種派別的瑜伽，隨著熟練度越來越高，我發現瑜伽可以跟我的中醫專業結合，許多道理是相通的！

　　於是我開始針對不同的經絡脈相，教我的病患回家做瑜伽練習，讓他們除了看診、服藥、針灸治療外，還可以在家運動，改善自己的症狀。

　　經由病患回饋與自身思考，我更深入研究瑜伽體位法和中醫經絡的融合。

　　我發現藉由瑜伽體位法搭配經絡延展，可以達到自身穴位按摩的效果，進而改善身體上的不適，例如過敏性鼻炎、肌肉痠痛、頭痛等，只要透過經絡瑜伽，就能獲得舒緩！

　　歡迎你跟我一起藉由經絡瑜伽，達到「小病不用看醫師」的健康生活吧！

—— **何穎盈**

目錄 / Contents

目錄 / Contents

Chapter 3

中醫瑜伽對症療法，緩解身體病痛

目錄 / Contents

Chapter 4

強化鍛鍊肌群，做好平日保養，避免疼痛疾病上身

萌芽

說到養生、保健、健康、養顏、美麗、慢老，你會想到什麼？中醫藥膳、保健食品與食補，運動與健身，你還想得到別的嗎？

養生好像可以更生活化，融入在日常裡的每一刻，於是，我們結合了中醫的概念，加上瑜伽動作的體位法，幫自己做經絡按摩，氣血導引，再搭配呼吸調息。我們將養生融入生活，讓你不再覺得中醫如此艱深難接近，也不再以為瑜伽只是柔軟度的練習，而是能讓健康與美麗成為最自然的事。

我們也許經常在意臉部皮膚狀況和身材體態，卻鮮少關心自己的健康狀況是否失衡，直到某天因為身體活動受限，甚至影響到正常生活，才驚覺整個人生竟然要打掉重練……

讓我們從最基本的觀念開始扎根，使小病不用看醫生，學會自我照顧，在平時的照護裡，包含生理以及心理的關照，就是預防疾病的良方。古文云：「上工治未病。」所謂治未病就是預防疾病的發生，正是養生之道。

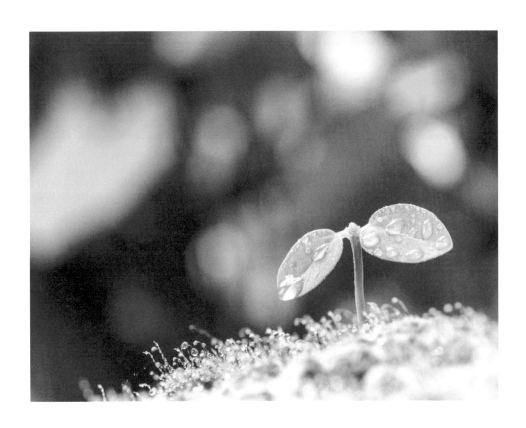

生長

　　在開始瑜伽練習前，先提醒大家：每個人的身體都是不同的，請試著傾聽自己身體的聲音並且尊重它，當你發現自己內心出現消極的自我對話時，請立即停止，然後給自己一個讚美！不去羨慕別人的身體，不與他人比較，我們天生的身體條件本來就各有不同，尤其是柔軟度，勉強自己就是傷害自己，讓我們從了解自己、不讓自己受傷開始！柔軟度是一種靈活的生存狀態，當我們還小的時候，身體柔軟而靈活，不受情緒或壓力所束縛，隨著年齡增長，柔軟變成一件需要練習的事，而靈活性來自於力量與專注，練習瑜伽，以幫助身體和其他方面釋放緊張情緒，深長且緩慢地呼吸，發現自己內在的新空間。

　　氣候隨著季節變化，其他的一切也在改變。我們的身體狀況每天也會有不同的變化，有時候所有的變化來得太急太快，昨天可以做得到的動作，今天或許就做不到，這時候很容易因為焦慮無法掌握任何東西而感到害怕。讓我們深吸一口氣，順應身體的需求，不勉強它，並且提醒自己、我們能控制呼吸。生活中總會有驚喜，如同瑜伽練習，我們永遠無法控制發生在自己身上的每一件事情，但是我們可以控制觀察世界並與之互動的方式。

　　想要開始新事物，其實最困難的部份就是開始！無論你決定做什麼（瑜伽或是其他任何的練習），都要為其增添歡樂的元素，慶祝過程中的小勝利！靈活性始於思想，放開任何約束性的思想，相信自己是無限的、寬廣的、自由的。你的身體會說也會聽，我們對自己說的話是如此寶貴，遠比我們所想的更重要！如果你在瑜伽日常練習時遇到困難，或許可以試試看設定更符合現實狀況的意圖，也許每次 20 分鐘或是一週幾次睡前的練習就可以了。

茁壯

「應該多久練一次瑜伽呢？」這個問題真的沒有標準答案。這取決於你想要從你的練習中得到什麼，無論是更清晰的頭腦、健康的身體，或是其他東西。依據我們和許多老師與同學們的經驗，每天練習瑜伽絕對可以幫助你應對焦慮和抑鬱，擁有好心情。除了變得更加強大、更靈活，你將開始改變你的人生觀。通過經常性的瑜伽練習，你可能會發現自己增加了能量和活力，更好的情緒管理，以及即使面對日常生活壓力也能保持冷靜的能力。 每日瑜伽可以幫助灌輸自我護理的模式或習慣。

每日，聽起來似乎遙不可及，但是，練習的時間和內容將可以根據你的睡眠、精神狀態，以及你一整天所做的工作量、體能消耗而改變。我很愛大汗淋漓的流動瑜伽，也非常喜歡睡前的修復瑜伽，有些日子在好幾個小時有強度的練習中覺得舒暢、電力十足，有些日子只想前彎拉拉筋停留在大休息（Corpse Pose）。重點是你將會更加了解自己，更能傾聽身體的聲音，知道自己今天需要什麼樣的練習，知道怎麼樣不勉強自己，順應天時、地利、人和。這才是養生之道！

Chapter 1

中醫十二經絡與
瑜伽體位法

以瑜伽的體位法幫自己做經絡穴位按摩之前,先瞭解膽、肝、心、小腸、胃、脾、
肺、大腸、膀胱、腎、心包、三焦這十二經絡在人體是怎麼運作,哪條經絡出問題,
身體會出現什麼症狀和反應。

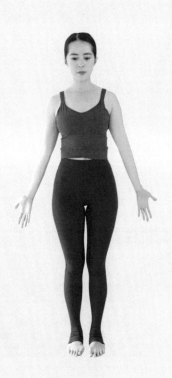

十二經絡

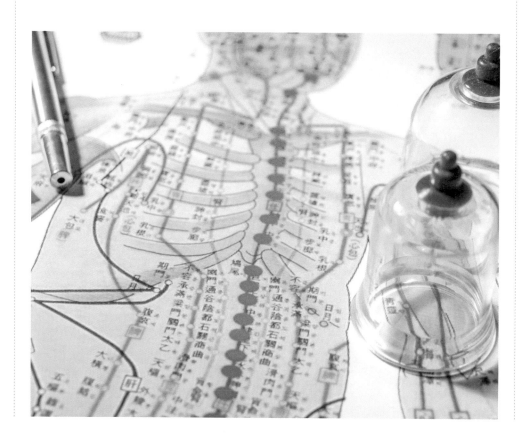

黃帝內經《靈樞　本藏》:「經脈者,所以行血氣,而營陰陽,濡筋骨、利關節者也。」而《靈樞　海論》說:「十二脈者,內屬於臟腑,外絡於肢節。」從這些文字看來,經絡是人體內經脈與絡脈的總稱,主要的功能是體內氣血、津液運行的道路,可以滋養筋骨,活絡關節。

　　「經」有路徑的意思,是經絡系統的主要幹道,「絡」有網絡的意思,可以說是經脈的分支,連接全身各處,從深層的臟腑、骨骼、筋肉,向外至淺層的孔竅、皮毛……等,將各個組織細胞緊密地連結成一個完整的身體。

　　而十二經絡分別屬於六臟六腑,手、足各有三陰三陽,當你前彎的時候,想像陽光從天空灑落,照射到的地方稱為陽,無法照到的地方稱為陰,走在陽側的經脈稱為陽經,相反地稱為陰經。

◆ 足少陽膽經 ◆

功能:有 44 穴,左右共 88 穴。膽經主治肝和膽的相關病症,包括熱病、精神官能症、神經系統疾病、眼、耳、咽喉等。春天的時候,如果膽經有異常,身體就會有症狀,容易生病。

相關病症:口苦、目眩、偏頭痛、全身側面痠痛、耳朵至頸部的淋巴結腫大、膽經經絡所經處疼痛或感覺異常。

◆ 足厥陰肝經 ◆

功能:有 14 穴,左右共 28 穴。肝主要負責造血和排毒,肝經環繞著肝,主掌疏泄,負責調節氣的流動。

相關病症:睡眠障礙、高血壓、惡寒、發燒、頭頂痛、腳趾第三趾疼痛、肝經經絡所經處疼痛或感覺異常。

◆ 手少陰心經 ◆

功能:有 9 穴,左右共 18 穴。心主掌神志,除了主治心、胸的循環病症,還包括精神方面的病症,意識、精神皆由此而起。夏季容易生病或中暑。

相關病症：白眼球發黃或充血、胸痛、容易出汗、心煩、心悸與失眠、心經經絡所經處疼痛或感覺異常。

◆ 手太陽小腸經 ◆

功能：有 19 穴，左右共 38 穴。小腸主掌分清泌濁，吸收營養物質，再將殘渣送往其他器官，主治腹部、小腸、胸、心、咽喉等病症。

相關病症：腹痛、腹脹、頻尿、聽覺衰退、小腸經經絡所經處疼痛或感覺異常。

◆ 足陽明胃經 ◆

功能：有 45 穴，左右共 90 穴。胃為消化器官，並將食物送至小腸，除了消化系統之外，有時還包括精神、呼吸、循環的病症。如果胃機能異常，夏季特別容易疲倦、消瘦、容易生病感覺不舒服。

相關病症：消化不良、胃痛、腹部脹痛、胃經所經處疼痛或感覺異常。

◆ 足太陰脾經 ◆

功能：有 21 穴，左右共 42 穴。脾與胃同為消化器官，其分泌素可以幫助胃部的食物再進一步消化。中醫廣義的脾，還包括現代西醫所指的胰臟，所扮演的角色，猶如五臟的熱能供應站。

相關病症：消化不良、上腹部沉悶、飯後噁心想吐、脾經所經處疼痛或感覺異常。

◆ 手太陰肺經 ◆

功能：有 11 穴，左右共 22 穴。肺掌管全身的氣，藉由呼吸作用，吸收氧氣、排出二氧化碳，使身體有能力抵禦外來的邪氣與病氣，並排出累積在體內的毒素。肺如果出問題，秋冬兩季乾燥時，容易生病。

相關病症：胸脹、咳嗽、呼吸困難、咽喉腫痛、容易感冒、肺經所經之處疼痛或感覺異常。

◆ 手陽明大腸經 ◆

功能：有 20 穴，左右共 40 穴。大腸主掌傳化，負責接受小腸排出的食物殘渣，吸收其中水液，再形成糞便傳送至大腸末端排出體外。主治腸胃等腹部疾病。

相關病症：便秘、食指疼痛、皮膚病、大腸經絡所經處疼痛或感覺異常。

◈ 足太陽膀胱經 ◈

功能：有 67 穴，左右共 134 穴。膀胱主掌儲尿、排尿，多餘的水分除了以汗的形式排出體外或由尿液排泄出。膀胱經主治泌尿生殖系統，經絡本身極長，含括穴位也多，一旦出現病變，所經過的臟腑也都會隨之產生問題，冬季時特別容易感到不舒服。

相關病症：頭痛、鼻塞、流鼻血、肌肉關節痠痛、膀胱經經絡所經處疼痛或感覺異常

◈ 足少陰腎經 ◈

功能：有 27 穴，左右共 54 穴。腎主掌藏精，負責維持人體生命活動，成長、發育、生育，又能調節水液，將尿液送至膀胱。腎位於人體軀幹的中心，具有控制整個人體機能，一旦出現異常，腰部容易疼痛，精力減退，冬天常感全身不適、虛冷。

相關病症：頻尿、小便無力、疲倦、腹肌和腿無力、腎經經絡所經處疼痛或感覺異常。

◈ 手厥陰心包經 ◈

功能：有 9 穴，左右共 18 穴。心包是腎經分出的經脈，為保護心臟，負責隔離心與身體內外之邪攻心。主治胸腔、心臟、胃，以及神志方面等病症。

相關病症：上火、臉部充血、胸悶、情緒不定、心包經經絡所經處疼痛或感覺異常。

◈ 手少陽三焦經 ◈

功能：有 23 穴，左右共 46 穴。三焦透過氣血循環於全身，被稱為有名無形，循行的路徑沒有可對應的器官，大致分為上焦、中焦、下焦，上焦掌呼吸循環系統，中焦消化吸收系統，下焦掌泌尿及排泄系統。

相關病症：全身發熱、全身不適、腹脹、水腫、手背大拇指側痠痛、無名指不能運轉、三焦經經絡所經處疼痛或感覺異常。

中醫與
瑜伽的關係

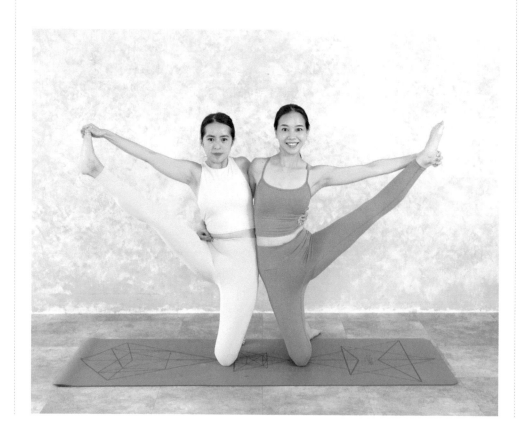

《難經》是這樣論述經絡氣血：「血為榮，氣為衛，相隨上下，謂之榮衛。通於經絡，營周于外。」所以若是氣血不通、不榮（不充足、虛），則產生病痛。「不通則痛，不榮則痛」，氣血運行在經絡之間，若是行進的道路不通，有所阻礙，使得那條經絡路徑的氣血運行量下降，他所滋養的肌肉組織得不到充足的氧氣與血液，時間久了，肌肉會變得僵硬甚至肌肉纖維化，壓迫到周圍的神經，因此就會感到痛。

經絡閉塞不通，除了會感到痛以外，也會產生其他的病症。肺經不通，容易鼻塞、咳嗽；大腸經不通，則會便秘；胃經不通，則會消化不良、胃脹氣；脾經不通，則會水腫、反胃；心經不通，則會胸悶、心悸，小腸經不通，則會吸收不好、腹瀉；膀胱經不通，汗會難出；腎經不通，則會影響生殖、女性生理期、更年期；心包經不通，則會多夢、手麻；三焦經不通，則會耳鳴、全身氣不通；膽經不通，則會失眠、頭痛；肝經不通，則會口苦、脅肋悶痛、月經不調。

因此，我們藉由瑜伽的體位法，疏通相對應的經絡，改善經絡不通導致的肌肉痠痛，改善氣血不榮造成的其他病痛。

順著節氣與經絡，
練習瑜伽體位

順著經絡的走向，練習瑜伽，除了可以改善肌肉痠痛，矯正不正確的慣性姿勢以外，
順應時節、節氣，搭配相對應的經絡練習，更能達到養生保健的功效。

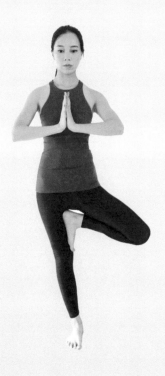

經膽與

經肝

春季養肝與胆，調養生發之氣；
預防高血壓與睡眠障礙

　　春季養肝與膽，調養生發之氣。陽氣漸漸生發，我們開始肝膽經絡的瑜伽練習，使肝膽之氣能順暢。陽氣生發初始，我們的練習要慢慢地、循序漸進地，像是保護剛發出的嫩芽，我們的練習著重在肝膽經絡循行路徑，搭配呼吸緩緩地練習，微微的出汗即可，肝膽之氣若是升發過頭容易有精神方面的問題，若是疏發不足產生鬱結則容易發怒、血壓升高等的問題，肝膽之氣失調則容易有睡眠方面的問題。

　　在瑜伽動作的練習編排上，適合加入扭轉動作按摩內臟器官，以進行徹底的春季清潔，同時著重於站立姿勢的紮根和成長，與地面充分連結的堅實腳底，對於創造心境上的穩定至關重要。最後，加入鼓舞人心、令人振奮的後彎達到頂峰，這些敞開心胸的後彎動作將反映出春天的活力。請試著讓自己的活動力與運動量慢慢地增加，讓自己有意識地準備進行更新！

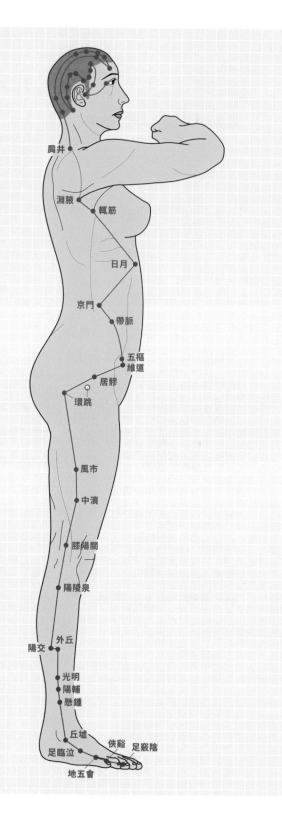

足少陽膽經

肩井
淵腋　輒筋
日月
京門　帶脈
五樞　維道
居髎
環跳
風市
中瀆
膝陽關
陽陵泉
外丘
陽交
光明
陽輔
懸鍾
丘墟　俠谿　足竅陰
足臨泣
地五會

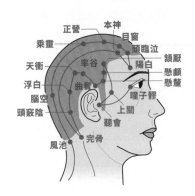

　　起於面部，繞行頭部兩側顳骨往下來到頸部後方，枕骨下方脊椎兩旁，到達肩上中間點，往下走到腋下後，循著兩脅肋往下到髖外側、大腿骨的大轉子，繼續沿著下肢外側面的中路抵達外腳踝。

　　相對應的肌肉群為，**顳肌 ▶ 枕肌 ▶ 頭夾肌 ▶ 斜方肌 ▶ 前鋸肌 ▶ 腹外斜肌 ▶ 臀中肌 ▶ 闊筋膜張肌 ▶ 臀大肌 ▶ 臀小肌 ▶ 梨狀肌 ▶ 髂脛束 ▶ 腓骨長肌**。

側平板式

Side Plant Pose / Vasisthasana

　　相信大家對側平板式應該不陌生。它經常會出現在各種鍛鍊核心與手臂力量的練習裡，之所以會這麼廣為人知，或許可以從它的梵文名VASISTHASANA 看出端倪。VASISTHA 字面意思是最優秀、最好、最富有，也就是說，側平板式看起來或許簡單，卻是個令人難以置信的困難姿勢，更是全身每一吋肌肉都需要啟動工作的鍛鍊！側平板式能增強手腕、手臂和肩部肌肉，同時調節腹部器官，找到核心的穩定，與腿部、臀部側面的緊緻，促進身心整體平衡的力量，防止脊椎側彎。

　　每當我覺得小腹微凸、腰側擠出小肉肉，就會立刻在瑜伽練習中加入側平板式！

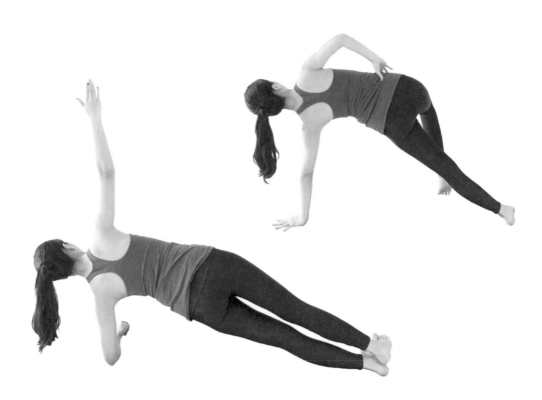

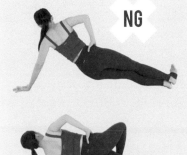

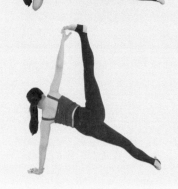

NG

常見問題與改善提示

- 手沒有在肩膀的正下方（肩部容易受傷）。
- 側腹沒有往上提，骨盆沉重地朝地板垂下，重量壓在手腕（尤其是累了的時候）。
- 從平板式轉換到側平板式會比直接進入側平板式容易掌握！注意肩膀跟手腕在同一條直線上，手臂與地面垂直，手指撐開，找到掌心推地的力量，肩胛骨後轉，打開胸口，隨時提醒自己臀部上推上提，過程中都保持腹部緊收核心啟動，雙腿肌肉緊實出力。視線往上看，緩慢而穩定的呼吸。
- 如果需要，可以將上腳放在膝蓋前面的地板上。
- 如果覺得手臂肌力不夠，手腕壓力太大，造成手腕疼痛，可以先將手肘與小手臂放在地板上，手肘會對齊肩膀來到一條線，先從這個位置訓練上手臂與肩膀的穩定。
- 做完右邊時，先回到平板式再換左邊，也可以在嬰兒式稍做休息後重新出發。
- 進階：將上腿抬高到天空，抬起的手抓握住大腳趾。

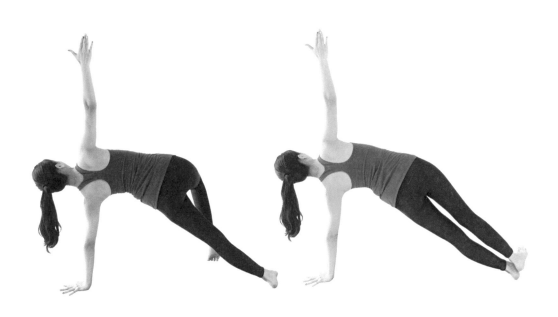

樹式

Tree Pose / Vrksasana

　　在擺動甚至跌倒時，請不要感到沮喪，想像自己是一棵大樹！保持幽默感，每天的練習都會有所不同，加入各種手部的變化，樹式非常適合在各個景點拍美美的瑜伽照！

　　樹式可以拉伸大腿內側、腹股溝和肩膀，同時還能增強大腿、小腿、核心和足部肌肉，放鬆你的中樞神經系統。這是一個培養耐心的好姿勢，在看似基本的平衡體位法中，可以微妙地提醒自己當前的心理狀態！保持凝視（drishti），在平衡時注視某一點，將使你在姿勢中停留的時間更長。或者，閉上眼睛享受挑戰平衡。

常見問題與改善提示

- 將站立腳的四個角確實按入地面，尤其是大腳趾的丘。
- 當你感受到不平穩的緊張感時容易聳肩，請有意識地使肩膀柔軟，遠離耳朵。
- 確保抬起的腳在站立的腿上的壓力，不會導致那側的臀部歪斜。臀部應該盡可能保持像是在山式中將雙腳平放在地板上一樣。
- 避免將抬起的腳直接放踩在膝蓋上，因為這會使你的關節處於脆弱位置。踩在小腿、大腿，或是可以將腳趾輕觸地面。

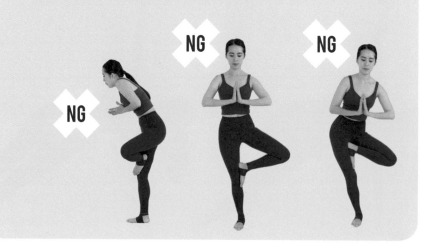

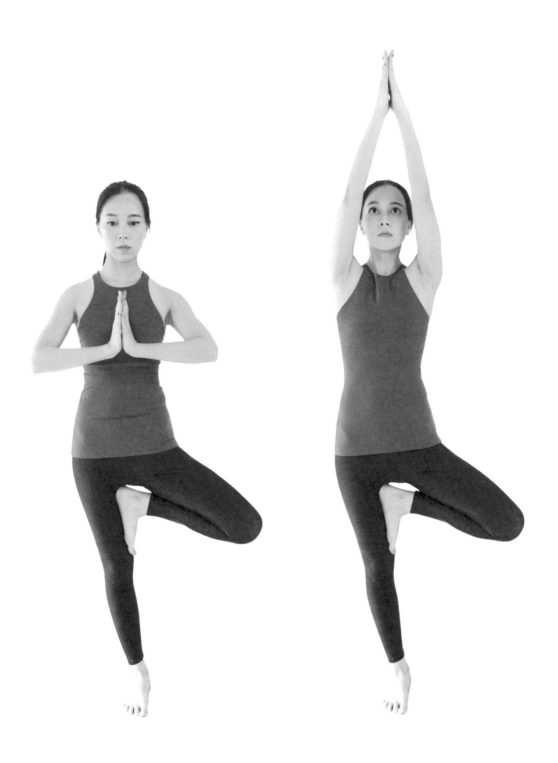

門閂式

Gate Pose / Parighasana

瑜伽有很多前彎和後彎，但是沒有那麼多側彎。門閂式提供了難得的機會，可以真正進入你的側身，並且在肋骨之間伸展被忽略的肌肉。充分伸展軀幹和脊椎的側面，伸展腿筋、打開肩膀，刺激腹部器官和肺部。你可以在熱身、放鬆或是拉伸程序中進行此姿勢，這是對於初學者相當友善的選擇。

門閂式可以當作許多站立姿勢的準備，包括三角式和側角式。這也是坐姿頭對膝蓋側身旋轉姿勢的良好準備。

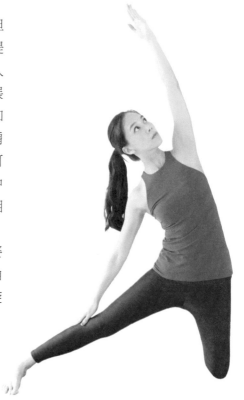

常見問題與改善提示

- 如果無法將直腿的腳平放在地板上，有兩種選擇：將腳球放在厚折疊的毯子上，或是將腳提向牆面，腳球壓上牆上。
- 如果感到膝蓋跪地不舒服，可以考慮在膝蓋底下墊厚毛巾。別讓支撐於地面上的手承受太大的重量。保持輕觸，使你的核心活躍。
- 避免讓形狀看似更深，而讓胸部或是肩膀向前掉落。打開胸口與肩，軀幹與大腿對齊。

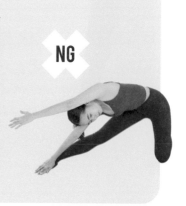

NG

躺姿抱膝扭轉（半氣體釋放姿勢）

Wind Relieving Pose / Ardha Pawamuktasana

　　只要看看這個姿勢的梵文名稱 Ardha Pawanmuktasana（Pawan[氣體]、Mukta[釋放]）即可發現它的治療效果。

　　首先，將右膝蓋向胸腔的右側擁抱。雙手緊握右小腿前側脛骨以將其拉近，繼續將左腿伸入地面。慢慢地將右膝往左邊倒下，左手會壓在右膝外側，讓右膝的內側慢慢接近左腿外側的地板，右臀持續坐穩在地板上，慢慢將右肩貼回地板，右手往右邊延伸，脖子慢慢轉向右邊，眼睛的視線停留在右手指尖，保持 1 到 2 分鐘。再換邊重複。

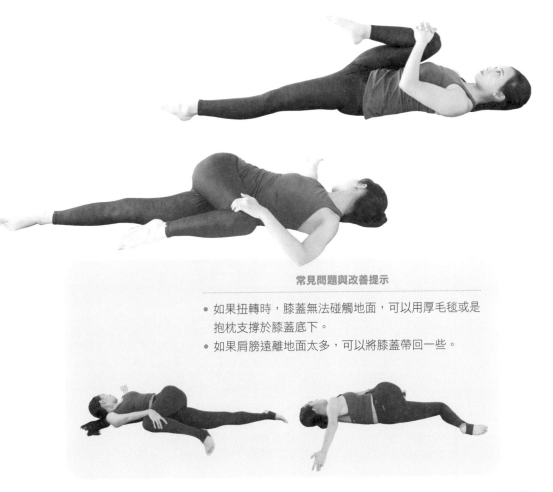

常見問題與改善提示

- 如果扭轉時，膝蓋無法碰觸地面，可以用厚毛毯或是抱枕支撐於膝蓋底下。
- 如果肩膀遠離地面太多，可以將膝蓋帶回一些。

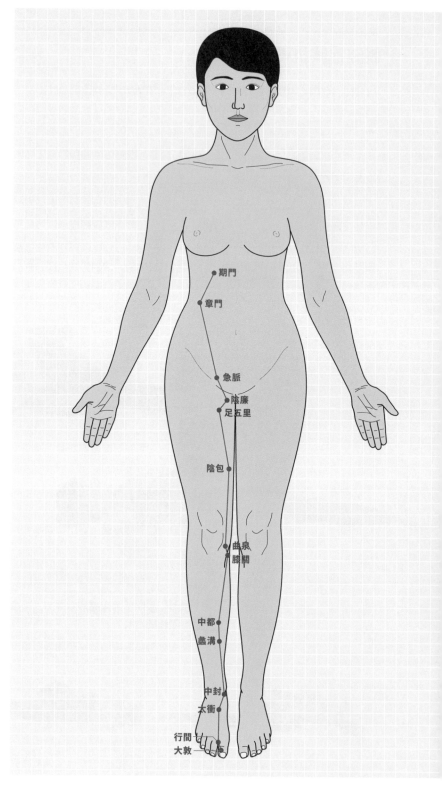

足厥陰肝經 ◆

期門
章門
急脈
陰廉
足五里
陰包
曲泉
膝關
中都
蠡溝
中封
太衝
行間
大敦

從腳背大拇趾食趾中間走到內踝，上循下肢內面的前路與脾經交錯後走至中路，抵達生殖器後進入下腹部以及上腹部。

　　相對應肌肉群為：**屈趾長肌** ▶ **比目魚肌** ▶ **股薄肌** ▶ **縫匠肌** ▶ **內收長肌恥骨肌** ▶ **腹外斜肌** ▶ **前鋸肌**。

三角式

Triangle Pose

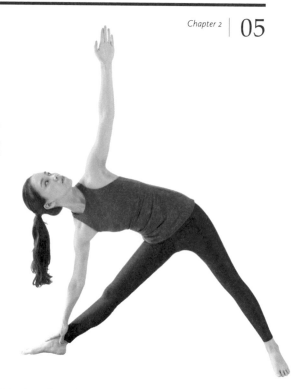

　　這是一個充滿能量與活力的姿勢，將身體停留在具有張力又漂亮的幾何形狀裡，可以增強腿部肌肉的力量，同時藉由腿部延展改善僵硬問題，能緩解後背疼痛、開闊胸腔，並且使腰身線條拉長。

　　雙腿距離多寬在各個派別有不同的說法，可以試著把腳步跨大一點或小一點，感受練習時的穩定性，以能夠站穩為主。基本原則是保持後腳穩固站立，後腳跟的外緣壓向地板，前腳大腳趾球出力往下紮根做出足弓，膝蓋保持靈活不鎖死，重量均勻分佈在腳的各個角落。向下的手可以擺放在前腿內側或是外側的地板上，也可以輕輕推扶著腳踝或小腿，而在阿斯坦加瑜伽（Ashtanga）的練習裡則會抓著大腳趾頭。另一隻手可以先插腰，留在腰間，視線可以先往地板一個點看，穩定後，慢慢將胸口往天空的方向翻開，腰間的手可以慢慢指向天空，視線順著向上的手延伸，如果覺得脖子壓力太大或是不穩定，請將視線轉往地板。

常見問題與改善提示

NG

- 肚子沒有收進去，核心沒有參與動作，很容易把重量全部壓在前腳的膝蓋上，因為膝蓋不舒服，下半身站不穩，所以上半身無法轉動，無法打開上半身。隨時提醒自己收小腹，將核心力量啟動，才能慢慢地將留在腰間的手，往天空延伸，甚至往後摸到前腳的大腿內側，幫助胸口的開展。
- 很多人包括我自己在剛開始練習的時候，因為找不到腿部平均施力的感覺，或是因為腿很酸想偷懶，而把大部分的重量壓在前腿，導致膝蓋下方疼痛。請想像重心在雙腿之間，藉由後腿向外旋轉與後大腿用力往上推來調整動作。

蓮花盤坐手推地

Lotus Pose

6-1 | **蓮花單盤手推地**

6-2 | **輕鬆散盤手推地**

　　在蓮花盤坐、蓮花單盤或是輕鬆散盤坐姿裡，用手掌推地讓屁股移開地面一些，感受骨盆底肌群上提的力量。

常見問題與改善提示

- 如果臀部無法推離地面，可以嘗試在雙手下面墊瑜伽磚或是厚書本。
- 在此練習中，蓮花盤坐不是必須的，如果感覺膝蓋或是腳踝有任何不舒服，請回到單盤或是散盤。

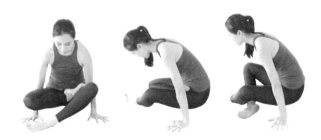

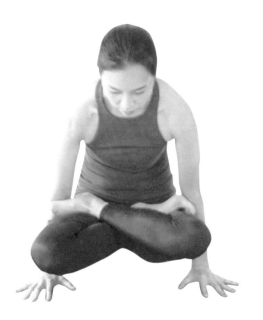

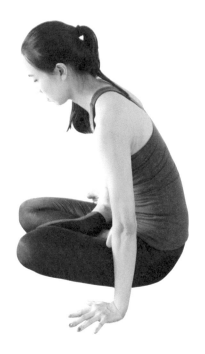

雙鴿式

Double Pigeon Pose / Agnistambhasana

　　雙鴿式可以拉伸腹股溝、髖部外側，以及下背部。如果你今天跑完步或是騎完腳踏車覺得屁股、大腿很酸，或者待在辦公室一整天久站久坐，覺得臀腿腫脹不舒服，雙鴿式能充分釋放你的緊繃、平靜大腦，釋放負面情緒、排除積累在身體裡的壓力與鬱悶。

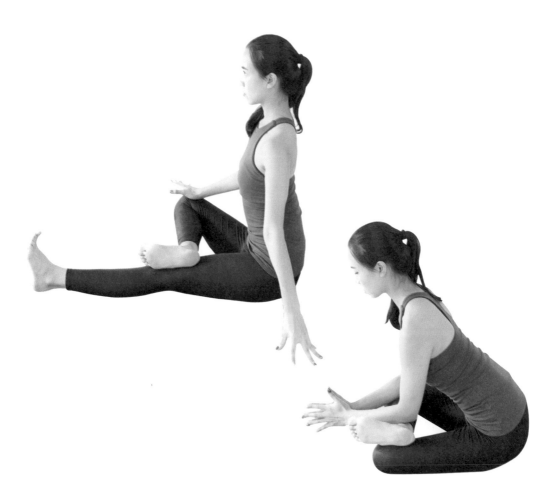

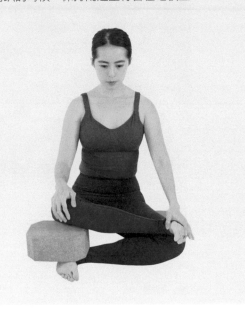

常見問題與改善提示

- 如果上腿的膝蓋飛很高,試著在膝蓋與下腿中間放厚毛毯。
- 往前趴的時候,保持兩邊坐骨留在地板上。

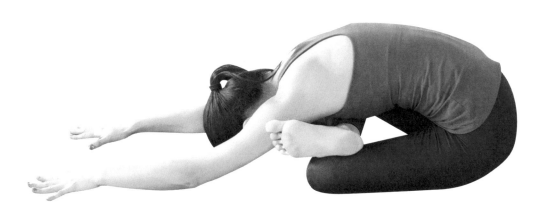

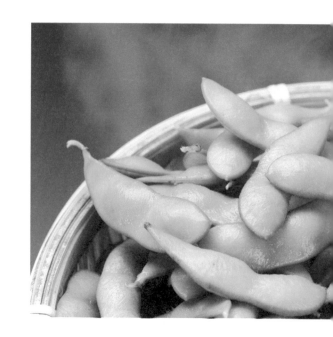

青色食物養肝

春季飲食——

青醬酪梨

材料

九層塔、大蒜、橄欖油、酪梨、鹽、胡椒、檸檬

作法

1. 先將九層塔洗乾淨,放進食物調理機,再放入撥好皮的大蒜,加一點鹽和胡椒,蓋上蓋子打碎。

2. 差不多30秒後打開蓋子,加入橄欖油,繼續打到呈現稠狀,擠一點檸檬汁。

3. 把酪梨切片,然後把青醬均勻抹在酪梨上。

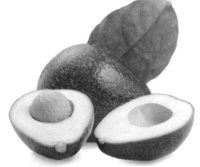

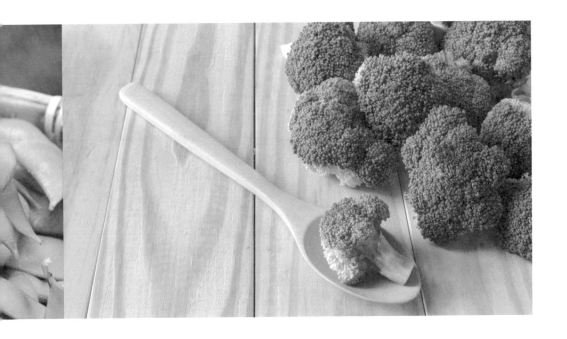

毛豆**濃湯**

材料

毛豆 300g、牛奶 300cc、水 300cc
洋蔥 1 顆、大蒜 適量、鹽

作法

1. 毛豆、洋蔥、大蒜洗乾淨，將洋
   蔥切成丁，大蒜切碎備用。

2. 先用一點油炒大蒜以及洋蔥，等
   到洋蔥呈現半透明樣時，加入毛
   豆繼續拌炒，攪拌均勻後，加入
   水以及牛奶。

3. 等到滾了以後轉小火，繼續燉煮
   15分鐘，熄火後，再燜15分鐘。

4. 打開鍋蓋可以用湯匙將毛豆碾
   碎，或稍微放涼後，放入食物調
   理機或調理棒打碎。

青花菜玉米**排骨湯**

材料

青花菜、玉米、排骨

作法

1. 先將排骨用熱水稍微燙過，等到
   已無血水後將排骨撈起備用。

2. 重新準備一鍋水，先將玉米以及
   排骨煮熟，再加入青花菜，待水
   滾即可。

心經 ㊥ 小腸經

夏季清心與小腸；
避免心煩氣躁與腹痛腹瀉

　　夏季清心與小腸。此時陽氣漸
長，我們開始著重心與小腸經絡循行
路徑的練習，練習的強度慢慢增加，
節奏慢慢加快，讓身體裡漸漸累積的
鬱熱，隨著汗水帶離開身體，若是心
火旺則容易心煩氣躁，小腸火旺則容
易腹痛、腹瀉。

手少陰心經

從心連接腋下內，循著上肢內面小指側，繼續循著下手臂內側小指端走向手掌、小指。

相對應的肌肉群為：**肱三頭肌** ▶ **肱肌** ▶ **尺側屈腕肌**。

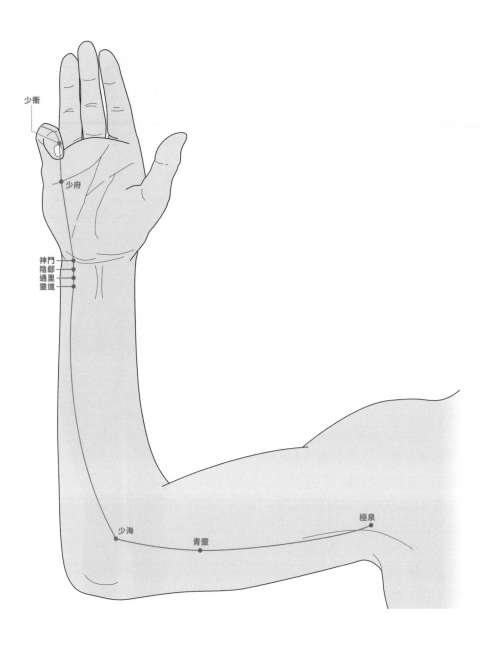

少衝

少府

神門
陰郄
通里
靈道

少海　　青靈　　　　　　　　　極泉

山式

Mountain Pose / Tadasana

山式是所有站立姿勢的基礎。你將經常使用此姿勢為其他姿勢做準備，也可以單獨練習它來幫助你改善體態。

如果你在日常生活中長期只有坐臥躺姿，將會發現光是穩定的站著就相當具有挑戰！請用手指提醒下巴收回，將腳底的四個點穩定踩下，抬起你的膝蓋，抬起你的胸部。通過從頭頂到腳底的意識，學習如何真正站立在高山。將雙手延伸向上，但是保持不聳肩，感覺胸口上提、肩膀輕鬆，能強化手臂與開闊腋下空間。

山式看似無任何特別之處，就只是站著，但是實際上保持身體活躍和整齊卻相當不簡單。如果你在山式中，盡可能多著重鍛煉腿部肌肉，甚至可以達到出汗。經常練習山式站姿能建立良好的對齊，加強大腿、膝蓋和腳踝，堅定腹部和臀部、緩解坐骨神經痛。請嘗試在所有站立姿勢中，重現山式的平衡感。

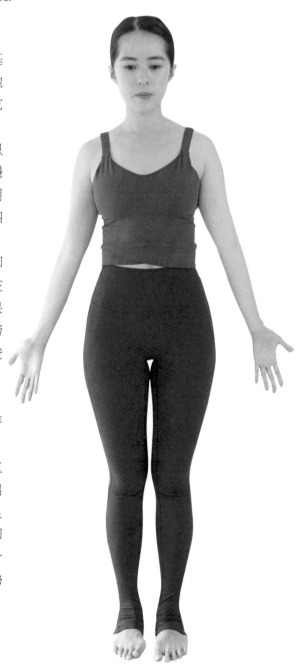

- 如果感覺站不穩，可以將雙腳稍微分開站立，直到感覺穩定為止。
- 這個姿勢看起來很簡單，所以有一種隱憂是不理會它的重要性或是匆忙通過它。請確保在每次練習開始時，至少加入一個真正細心的山式，這是檢查自己身體並且設置專注力的好方法。
- 無法充分感受雙腿的力量？請試試在大腿之間放置一個瑜伽磚，確保向內旋轉大腿。
- 容易有過度伸展問題？請避免鎖住膝蓋，保持柔軟或是略微彎曲。
- 如果肩膀過緊，請保持雙手在身體兩側。
- **進階：**請閉著眼睛做山式，可以給自己一個平衡的練習。
- **強化練習：**十指交扣掌心推向天空的山式。

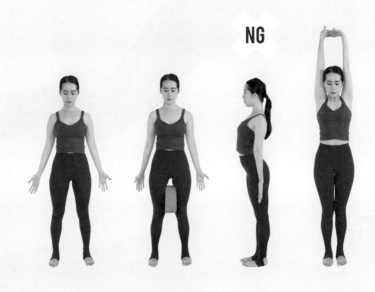

鱷魚式

Four-Limbed Staff Pose / Chaturanga

　　是流動瑜伽中最常見的姿勢之一，但也是最常被匆忙擺好的姿勢之一。請開始練習在這個姿勢停留，而不是匆匆帶過。

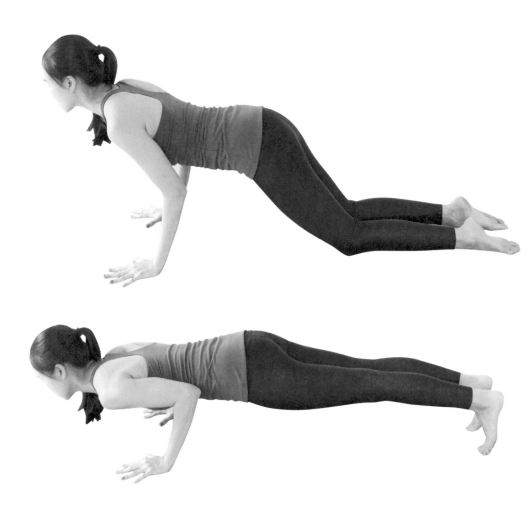

- 許多初學者沒有足夠的力量以及（或是）身體意識，以良好的姿勢進行這種姿勢。建議從膝蓋跪地開始，將精力集中在向上提起下腹部，防止下腹往下墜。肘部緊緊抓住胸腔，並且在手腕上方。
- 當你開始嘗試將膝蓋離開地板，請一直向前注視，防止上背部變圓（很容易一直想往下看，請向前看！）將肩膀向後拉，並且在你降低時集中注意力擴大心臟，使肘部保持在手腕上。

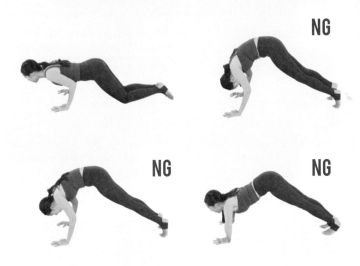

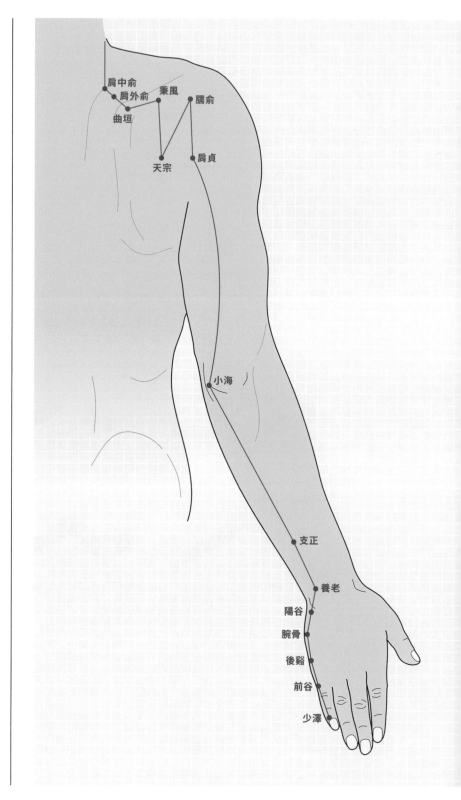

手太陽小腸經

肩中俞
肩外俞 秉風
曲垣 臑俞
天宗 肩貞
小海
支正
養老
陽谷
腕骨
後谿
前谷
少澤

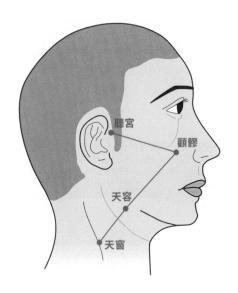

聽宮
顴髎
天容
天窗

　　行於上肢外面的小指側，心經的相反面，沿著腋下後方，走上肩，循著肩胛骨上緣走上脖子的外後側。

　　相對應的肌肉群為：**尺側伸腕肌 ▶ 尺側屈腕肌 ▶ 三角肌 ▶ 棘下肌 ▶ 小菱形肌 ▶ 提肩胛肌**。

眼鏡蛇式

Cobra Pose

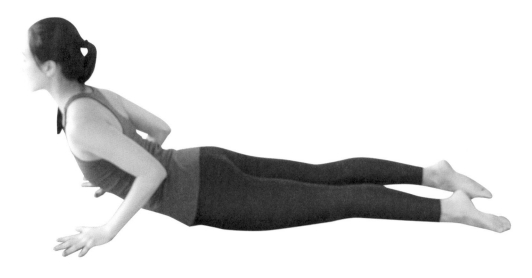

　　是拜日式序列中的一部份，它通過滾動肩膀，引領你進入柔和的後彎，能使你更加敞開心胸。每日練習眼鏡蛇式是抵消日常生活壓力的好方法！它能加強脊柱、打開肩膀、伸展腹部、刺激腹部器官、緊實臀部、幫助緩解疲勞、減輕上半身的僵硬感。

常見問題與改善提示

- 很容易為了推到更高更深的形狀，而用力彎曲背部與凹折腰部。如果你想要使眼鏡蛇姿勢的後彎稍深一些，可以嘗試將瑜伽磚放在你雙手下面。
- 為了找到可以舒適停留並且避免腰背部拉傷的高度，請將手離開地板一會兒，以便可以通過呼吸延伸身體前側，找到最合適的高度。

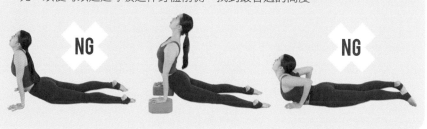

寶寶眼鏡蛇手離地

Baby Cobra Pose

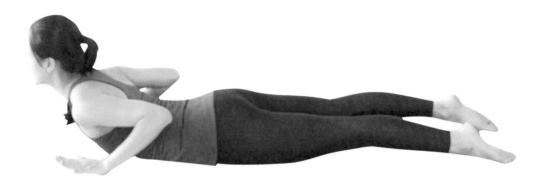

　　手臂彎曲的眼鏡蛇被稱為嬰兒眼鏡蛇，請嘗試將所有重量從手移開，直到將手掌懸空離開地面。無論你停留在多高的位置上，別急著向上推到更高的位置，先找到你舒適穩定的呼吸品質。如果你覺得自己從未真正了解過如何以這種姿勢抬高胸部，可以做一些夥伴小運動，幫助你與背部肌肉取得聯繫，請夥伴幫忙將腿固定於地板上，確保骨盆和腿牢固地紮根。

常見問題與改善提示

- 下背部通常比上背部更靈活，因此你可能會在該區域獲得更大的柔韌性。請力求使整個背部保持曲線。
- 不要向後伸展脖子。雖然它看起來是拱形的，但是應該讓脊柱呈現自然延伸的狀態。

趴著雙手交叉在胸口下巴扣緊上手臂

Dragonfly Arms Stretch Pose

雙手交叉在胸前,將身體向
前推至額頭輕觸地面。

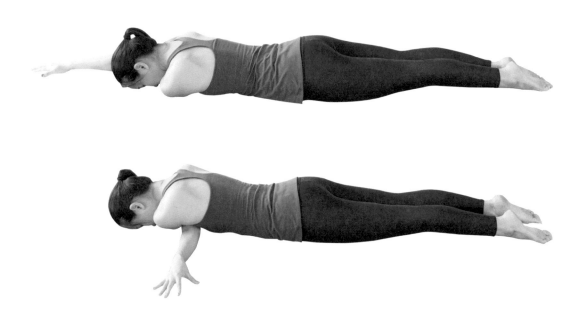

常見問題與改善提示

- 如果肩膀手臂過於緊繃,可做單手的版本。
- 如果額頭懸空,可以嘗試在額頭底下,墊抱枕或是瑜伽磚。

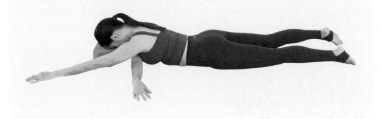

經
胃 與
脾 經

長夏健脾與胃；
提升消化道機能

長夏健脾與胃。夏季天氣炎熱，陽氣最旺，我們把練習的重點經絡放在脾經以及胃經循行路徑，除了伸展的練習以外，另外再增加肌力的訓練，讓汗出透徹，以提升消化道的功能。

所以盡量在通風的環境練習瑜伽，避免開冷氣，讓打開的毛細孔不受寒氣的侵襲而關閉，這樣無法讓汗水盡情地流出，身體反而會不舒服且容易感冒。通過添加涼爽卻不失飽滿能量的瑜伽練習，建立健康的平衡是明智的。

瑜伽可以通過灌輸一種紀律意識，提醒你比自己想像的強大得多，從而幫助你駕馭正在經歷的一切：惱人的夏天濕度，黏在頸部的頭髮，和光是站著不動就出現的大量汗水！請選擇透氣、排汗的瑜伽服裝，練習完後，立刻將身上的汗水擦乾或換乾淨的衣服。

可以多吃水分含量高的蔬菜和水果，但是不食過量以免損傷胃氣，並且保持室內光線充足與涼爽通風。請試試在餐點加入些清爽的香料，或只是簡單的調味即可。

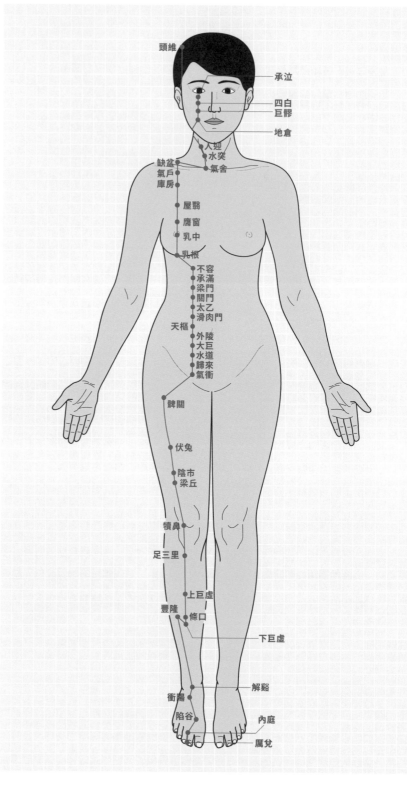

足陽明胃經

頭維
承泣
四白
巨髎
地倉
人迎
水突
缺盆
氣舍
氣戶
庫房
屋翳
膺窗
乳中
乳根
不容
承滿
梁門
關門
太乙
滑肉門
天樞
外陵
大巨
水道
歸來
氣衝
髀關
伏兔
陰市
梁丘
犢鼻
足三里
上巨虛
豐隆
條口
下巨虛
解谿
衝陽
陷谷
內庭
厲兌

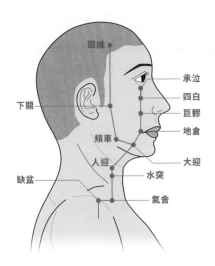

頭維

承泣

下關

四白

巨髎

地倉

頰車

大迎

人迎

水突

缺盆

氣舍

　　起於面部前側，望下沿著脖子前方喉嚨兩旁，繼續往下行走於胸腹前側、下肢外側的前路。

　　相對應的肌肉群為：**胸鎖乳突肌 ▶ 胸大肌 ▶ 肋間肌 ▶ 腹直肌 ▶ 股直肌 ▶ 脛骨前肌 ▶ 伸拇長肌 ▶ 伸趾短肌。**

新月式 （低弓箭步）
Low Lunge

　　新月式是一個看起來非常容易且輕鬆的動作，但是實際上要練習這個體式，你需要有良好的平衡感，並且臀部、腹股溝和腿都必須靈活。這非常適合經常騎自行車和跑步的朋友，並且非常有益於常常在電腦桌前面工作的人。

　　新月式能使臀肌和股四頭肌更強壯，同時，它為臀部和髖屈肌提供良好的伸展。它打開你的肩膀、肺部和胸部，是很棒的跪姿平衡練習，能使你專注於增強核心意識，並且有助緩解坐骨神經痛、刺激消化和生殖器官。當你還沒找到身體的平衡，或是感覺肩膀不舒服，請先別急著讓雙手往上延伸，先將手停留在膝蓋，嘗試讓肚子遠離大腿，感受在姿勢裡穩定的呼吸品質。

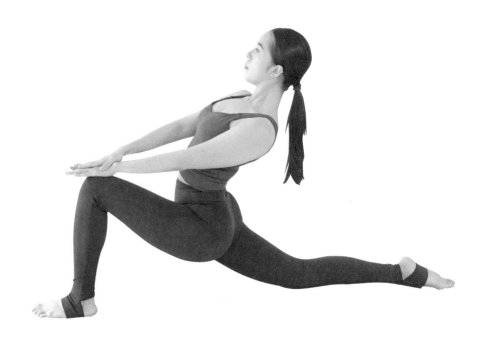

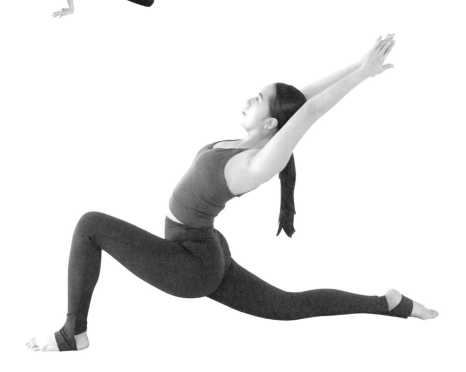

- 膝蓋疼痛容易轉移練習的焦點。膝蓋疼痛有非常多的成因,除了受傷或是角度的問題之外,初學者有可能是不習慣跪地板,可以在膝蓋下方墊厚毛巾,或是把瑜伽墊反折墊在膝蓋下方,也可以找專門的膝蓋支撐墊,先在前頭把膝蓋不舒服的問題解決才能確實伸展。

- 新月式常會加入後彎的練習,但是頸部或脊椎受傷的人應該避免後彎變化,請保持眼睛向前或向下注視。

- **進階:**保持重心不變,用右手畫一個大圈往後拉左腿,強化左大腿前側的伸展,在五個呼吸後,換左手畫一個大圈往後拉右腿,強化右大腿前側的伸展,然後五個呼吸。

單邊臥英雄式

Reclining Hero Pose / Supta Virasana

可以改善消化問題、頭痛與失眠，調節呼吸，緩解靜脈曲張與坐骨神經痛。伸展腹部、大腿、膝蓋和腳踝，緩解腿部疲勞，幫助減輕月經疼痛等經期症狀。

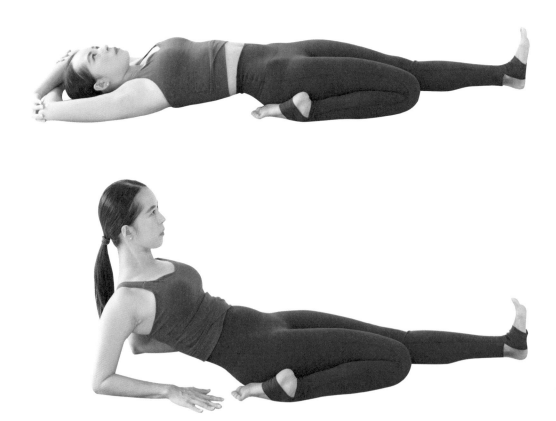

- 如果你無法完全仰臥在地板上，或是感覺腰部有壓力，請在自己身後放置一個瑜伽枕或是一個到多個折疊毯子，以完全支撐脊椎和頭部，根據需要使用盡可能多的高度，使位置舒適。
- 為了幫助釋放腹股溝，可以在大腿頂部與前骨盆連接處的摺痕上施加一些重量，使用厚毯子，或是請你的夥伴將雙手放在你的腿部並且將其下壓到你所需要的深度。
- 在做單邊臥英雄式之前，可以先進行一半的變化，一次彎曲一腿，將另一腿伸直。

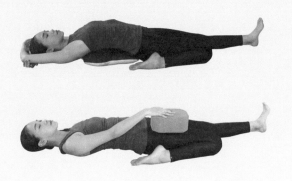

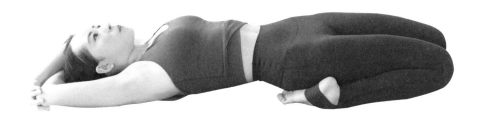

英雄一

Warrior I Pose

穩定的站姿幫助強化和伸展大腿、小腿及腳踝,加強肩膀和手臂以及背部的肌肉穩定。

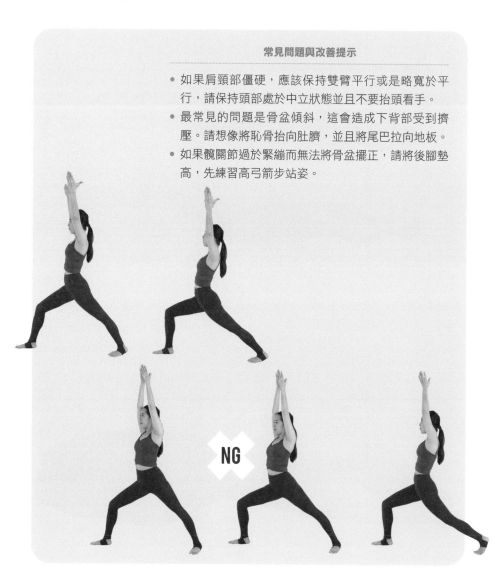

常見問題與改善提示

- 如果肩頸部僵硬,應該保持雙臂平行或是略寬於平行,請保持頭部處於中立狀態並且不要抬頭看手。
- 最常見的問題是骨盆傾斜,這會造成下背部受到擠壓。請想像將恥骨抬向肚臍,並且將尾巴拉向地板。
- 如果髖關節過於緊繃而無法將骨盆擺正,請將後腳墊高,先練習高弓箭步站姿。

NG

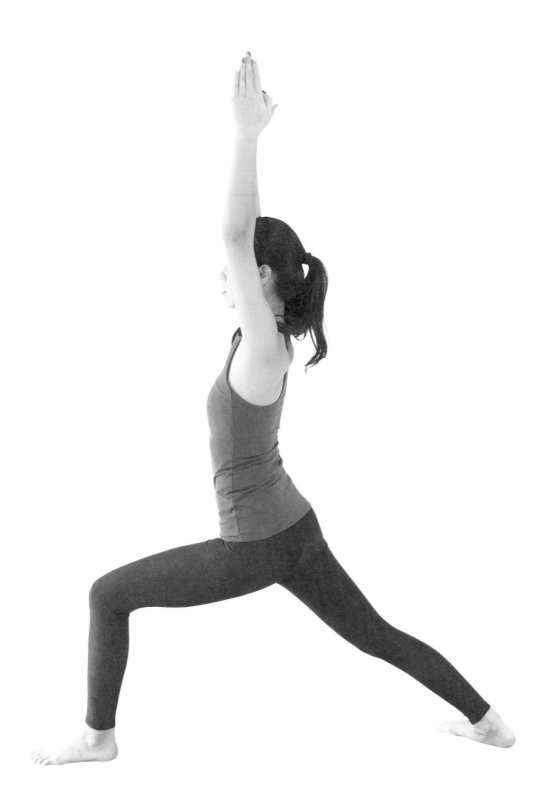

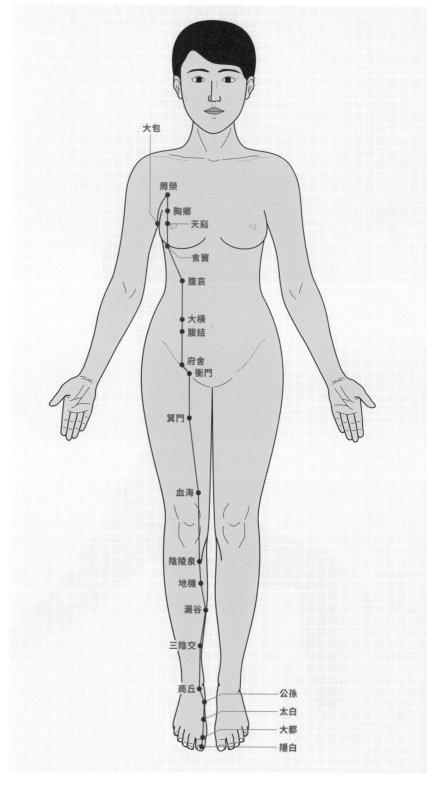

足太陰脾經

大包

周榮
胸鄉
天谿
食竇
腹哀
大橫
腹結
府舍
衝門
箕門
血海
陰陵泉
地機
漏谷
三陰交
商丘
公孫
太白
大都
隱白

先行走於下肢內側中路再向上與肝經交錯後走於前路，往上走到鼠蹊部，進入腹部後，走在腹部、胸部的外側。

　　相對應的肌肉群為：**外展拇肌 ▶ 屈趾長肌 ▶ 比目魚肌 ▶ 股內側肌 ▶ 縫匠肌 ▶ 內收短肌 ▶ 腹外斜肌 ▶ 胸大肌 ▶ 胸小肌 ▶ 前鋸肌。**

坐姿分腿前彎式

Wide-Angle Seated Forward Bend Pose / Upavistha Konasana

　　這是一個在跑步、騎自行車……等，運用大量腿部運動之後效果極佳的伸展姿勢。可以幫助拉伸大腿的內側和後側，消除平日因久坐所產生的疲勞，刺激腹部器官、加強脊椎、平靜大腦，釋放負面情緒、排除積累在身體裡的壓力與鬱悶。

　　在練習時，打開 120 度已經足夠，甚至可以從更小的角度開始慢慢練習，每次吸氣確保脊椎始終在延伸拉長的狀態中，每次吐氣往前進一些些，用很多次的吸氣與吐氣慢慢加深動作。

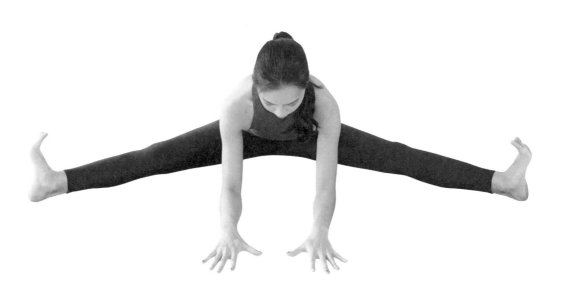

- 如果發現腿部非常緊繃，手很難再往前走，上半身無法再往前彎，可以彎曲膝蓋，甚至直接用毯子墊在膝蓋下方。請隨時保持膝蓋與腳指頭是向上的指向。
- 如果光是把腿打開坐在地上，就發現後背已經拱起來、有駝背的狀況，請善用瑜伽磚或是毛毯，先把屁股墊高，並且注意坐骨是否坐穩。

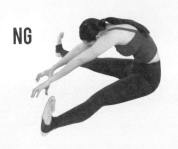

NG

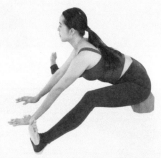

女神式
Goddess Pose

　　女神式可以加強小腿、股四頭肌、大腿內側和核心，以及肩膀、手臂和上背部，還可以伸展臀部、腹股溝和胸部，有助於減輕壓力，獲得自信與專注，有助於整合身體的上、下能量。

　　在產前瑜伽練習中，女神的姿勢是一種很好的強化運動，可以使骨盆變寬，幫助為分娩做好準備。

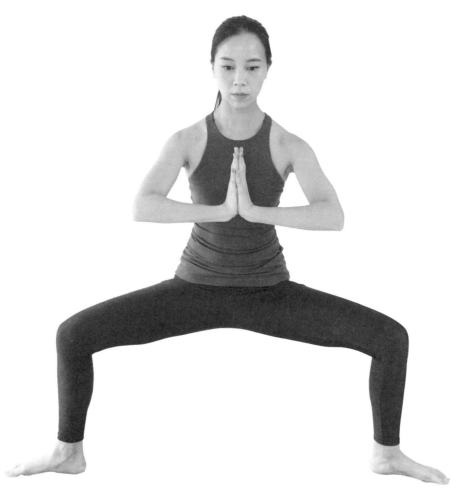

- 確保膝蓋與腳趾指向同一方向，以幫助
  保護關節。
- 如果有任何肩膀受傷或是限制，可以將
  雙手合十擺在心口的正中央，避免將手
  臂延伸向上。
- **進階：** 請嘗試墊起腳，同時使大腿與地
  板平行，膝蓋保持腳趾上方。

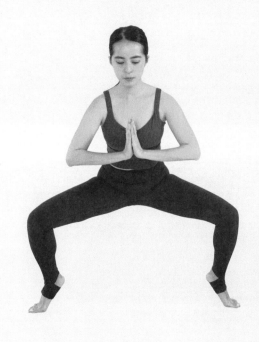

蛙式
Frog Pose

　　是一種簡單但強度很大的姿勢，它使脊柱拉長而髖部深沈釋放。蛙式能打開胸部和肩膀，強化背部肌肉，改善臀部和大腿的血液循環、消除水腫，緩解經期不適。經常練習蛙式將使你感到精力充沛，減輕日常生活中的種種壓力，得到好的睡眠品質。

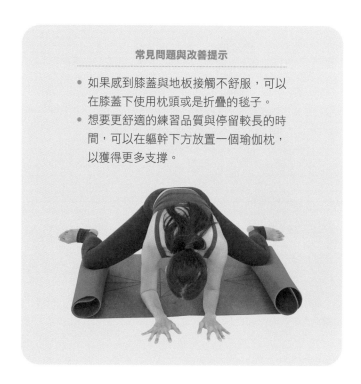

常見問題與改善提示

- 如果感到膝蓋與地板接觸不舒服，可以在膝蓋下使用枕頭或是折疊的毯子。
- 想要更舒適的練習品質與停留較長的時間，可以在軀幹下方放置一個瑜伽枕，以獲得更多支撐。

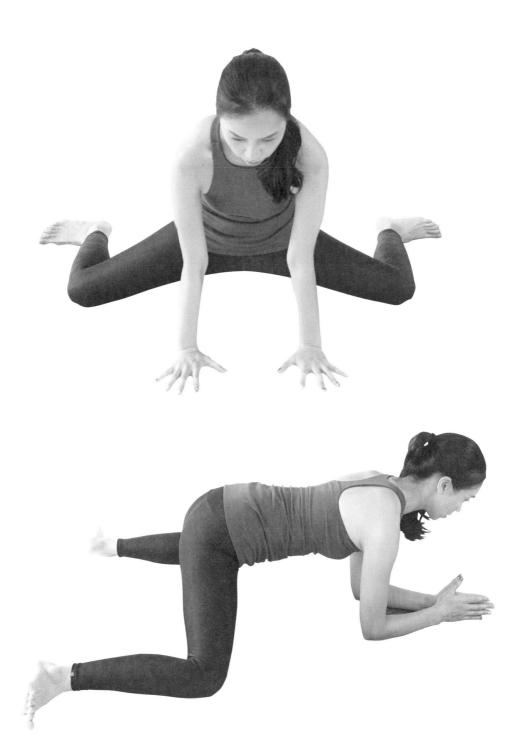

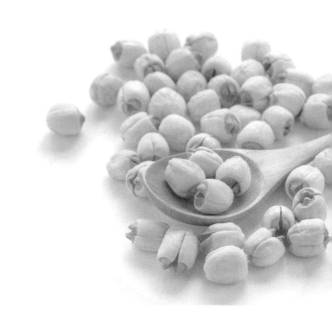

夏季飲食 ——

清淡不厚味，
助脾胃運化、
有利於消化系統的食物

四神山藥排骨湯

材料
芡實、茯苓、蓮子、淮山（山藥）、排骨

作法
1. 準備新鮮的山藥，削皮，切塊備用。

2. 排骨用熱水川燙過後，與其他材料一起燉煮。

3. 新鮮山藥可依個人喜好的軟硬程度，
決定煮的時間長短。

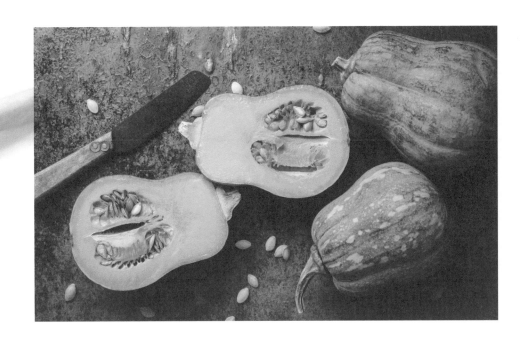

南瓜胡蘿蔔蔬菜湯

材料
南瓜、胡蘿蔔、西洋芹、洋蔥、橄欖油、鹽、水

作法
1. 將南瓜洗乾淨，切塊備用，可以帶皮。
2. 胡蘿蔔洗淨，削皮，切塊備用。
3. 芹菜洗乾淨，將較粗的纖維剝掉，切塊備用。
4. 洋蔥剝皮後，切丁備用。
5. 用一湯匙橄欖油，先炒洋蔥，當洋蔥轉變成半透明時，
再加入胡蘿蔔跟南瓜拌炒，等到油變成有點紅色後再加入芹菜。
6. 最後加入水，水的量加到蓋過食材即可，
再依個人喜好加鹽或是黑胡椒調味。

肺經 與 大腸經

秋季潤肺與大腸；
預防過敏與便秘

秋季潤肺與大腸。進入日夜溫差大的秋天，你是否出現一些不適的症狀？是否感到有些緊張，焦慮或難以集中精神？骨頭和關節有一點點疼痛？皮膚乾燥或發炎？一些自我保健、適當的飲食習慣和適當的瑜伽練習，可以幫助你抵禦秋天的變化，結合產生熱量的姿勢，將有助於保持身體活躍和血液自由流動。使用最大肌肉群的姿勢非常適合提高體溫並且促使心臟跳動。請嘗試加入座椅式，以真正激發腿筋和股四頭肌，或者嘗試船式鍛鍊整個核心。

同時請練習一些基礎的體式，使身體和心靈從飄蕩的風中紮根，例如：山式、站姿前彎，可以使身心放鬆，站立姿勢可以感覺到整個身體的

平衡，幫助清潔和釋放體內毒素，當然還有一些呼吸法和冥想，也有助於鎮定和平衡身心。

在秋天的飲食中，加入季節性的根莖類蔬菜，並在菜餚中使用熱香料，例如薑、大蒜、胡椒……等，可以使食物更美味，還可以溫暖肺部，改善換季惱人的過敏症狀，並且增強免疫力。

秋季代表陽氣漸收，陰氣漸長。強度練習要慢慢減緩，伸展慢慢增加，並加入一些扭轉的練習。扭轉能有效地幫助腸胃蠕動，讓吐氣吐得更長，秋天也易燥，尤其是肺與大腸，所以要開始肺經與大腸經的練習，疏通肺經與大腸經，讓氣血津液充滿兩經絡，避免鼻子過敏、便秘找上門。

手太陰肺經

由腋下出發，行走於上肢內面，大拇指側。

相對應的肌肉群為：**胸大肌 ▶ 肱二頭肌 ▶ 肱橈肌 ▶ 伸拇短肌 ▶ 魚際肌**。

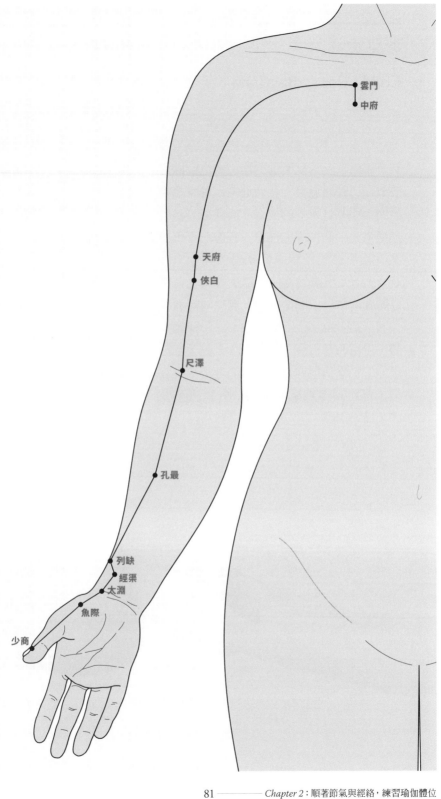

雲門
中府

天府
俠白

尺澤

孔最

列缺
經渠
太淵
魚際

少商

嬰兒式

Child's Pose / Balasana

　　休息一下。嬰兒式是一個寧靜的姿勢，可以在更具挑戰性的體位法之間好好的放鬆、調整氣息。我們通常不會有意識地完全呼吸到軀幹的後側。而嬰兒式為我們提供了一個很好的機會。想像一下，每次吸氣都會使後背軀幹朝著天花板「隆起」，延長和擴大脊柱，然後每次吐氣都會將軀幹做更深層的釋放。嬰兒式能溫和伸展大腿與腳踝，改善消化並且釋放氣體（停留時想放屁是正常的），雙手往前延伸，手掌穩穩地壓在前方的地板，不聳肩，幫助調節焦慮與壓力，舒緩腰酸背痛、肩頸僵硬。

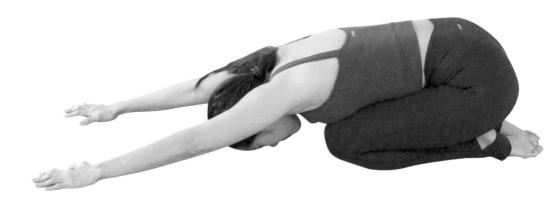

- 如果坐在腳跟上有困難，或是腳踝感到緊繃，可以在屁股底下墊一塊瑜伽磚，或是在大腿和小腿之間放一塊厚厚的折疊毯。
- 如果感覺頭暈頭痛，可以使用瑜伽枕或是支撐度較佳的抱枕放置於軀幹前側，將上半身連同頭部一起墊高。

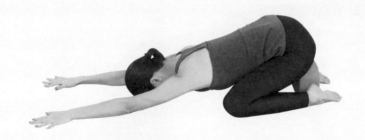

四足跪姿變化式（手指向內）
All-Four Legs Pose Variations

　　四足跪姿，雙肩與手同寬，膝蓋與骨盆同寬。手掌五指張開並將手腕向外旋轉，讓手指朝向自己（大拇指在外），再將整個手心反掌貼地，屁股慢慢往腳跟的方向靠近，讓手腕與小手臂充分伸展。

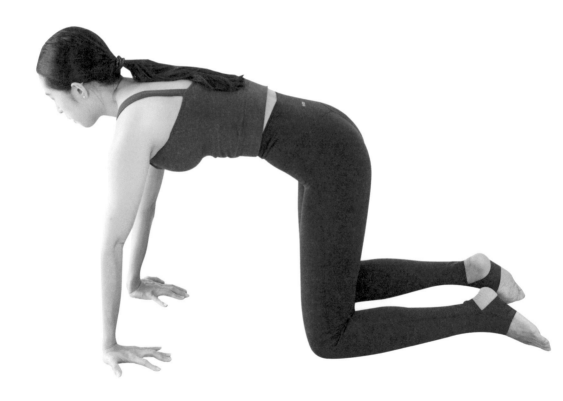

- 手掌緊貼才有效果！請保持重心向後，勿鎖死手肘，保持手肘彈性。
- 如果屁股在靠近腳跟的過程中手掌已經飛起來，請停留在小手臂與地面呈 90 度的位置。

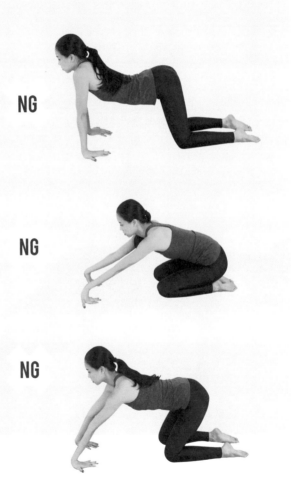

平板式
Plank Pose

　　如果有一種姿勢會讓人充滿愛恨交織的情感，我想就是平板式。你從初學者的課程中開始與它相遇，從此之後它便一路陪伴你持續整段瑜伽旅程。

　　平板式是各種具有挑戰性的手臂平衡姿勢前的完美準備，也是拜日式的重要組成部分，通常當作過渡姿勢，也可以單獨練習以增強力量和耐力。

　　平板式可以調節身體的所有核心肌肉，包括腹部、胸部和下背部。它可以增強手臂、手腕和肩膀的力量，還能增強脊柱周圍的肌肉，改善身體姿勢協調。重要是身體保持一條直線，在平板式和下犬式中，手腳之間的距離應該大致相同，請在兩者之間來回移動，獲得正確的距離感。

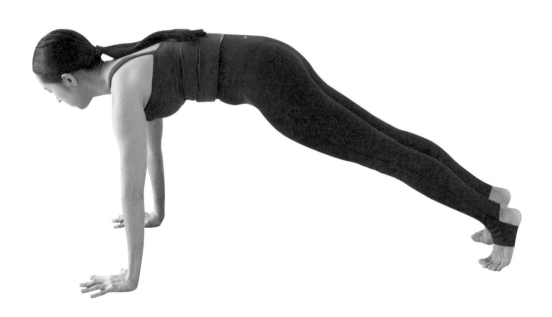

- 為了幫助你更容易找到在平板中手臂的力量,可以在肘部上方以瑜伽繩環綁。
- 如果手臂或腹部的力量不足以支撐你全部的體重,可以從膝蓋跪地的版本開始練習。
- 充份展開手指,確保你推向地板的力量。
- 保持大腿上提抬起的力量,別讓臀部沉得太低。如果你的臀部懸在空中,請重新調整身體,使肩膀位於手腕的正上方。
- 想要加深強化姿勢?試試看抬起一隻腿。

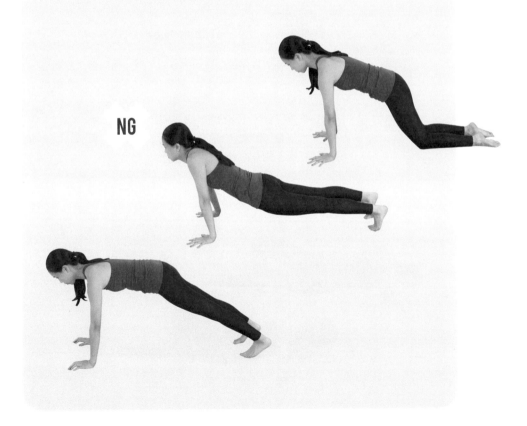

NG

被動手臂拉伸

One Armed Shoulder Opening /
Supta Eka Bhuja Swastikasana A

　　功能強大的被動手臂拉伸姿勢，能深度延展上手臂和肩膀的肌肉，幫助舒緩手臂緊繃和強化肩膀，平衡大腦活動，同時充分開胸。這可以當作熱身的一部分，也可以當作手臂和肩膀冷卻放鬆的一部分。

　　大多數訓練手臂的姿勢都集中於力量。例如牛面式手和鷹式手，它們利用一組肌肉的力量伸展其他肌肉。為了替手臂和肩膀創造不同且更深度的拉伸，可以在練習時加入被動拉伸訓練。

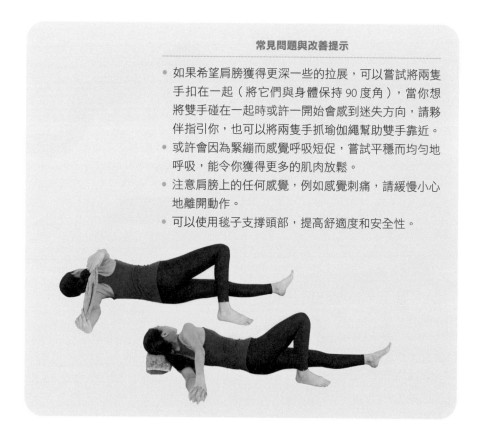

常見問題與改善提示

- 如果希望肩膀獲得更深一些的拉展，可以嘗試將兩隻手扣在一起（將它們與身體保持 90 度角），當你想將雙手碰在一起時或許一開始會感到迷失方向，請夥伴指引你，也可以將兩隻手抓瑜伽繩幫助雙手靠近。
- 或許會因為緊繃而感覺呼吸短促，嘗試平穩而均勻地呼吸，能令你獲得更多的肌肉放鬆。
- 注意肩膀上的任何感覺，例如感覺刺痛，請緩慢小心地離開動作。
- 可以使用毯子支撐頭部，提高舒適度和安全性。

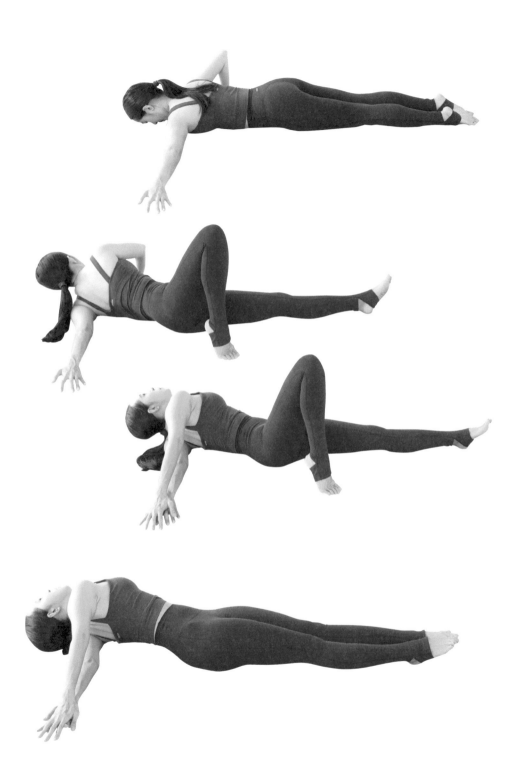

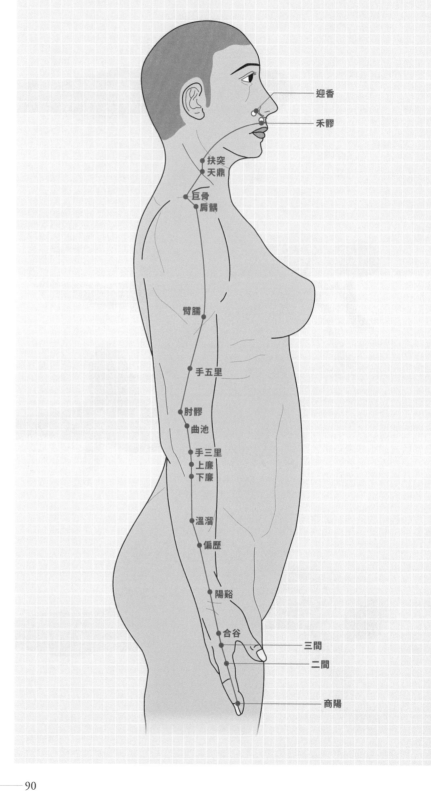

手陽明大腸經

迎香
禾髎
扶突
天鼎
巨骨
肩髃
臂臑
手五里
肘髎
曲池
手三里
上廉
下廉
溫溜
偏歷
陽谿
合谷
三間
二間
商陽

行走於上肢外面，大拇指側，肺經的相反面，最後走上肩以及脖子外側。

相對應的肌群為：**伸拇短肌** ▶ **外展拇長肌** ▶ **橈側伸腕短肌以及長肌** ▶ **肱二頭肌** ▶ **三角肌** ▶ **胸鎖乳突肌**。

金剛坐姿頸部伸展

Neck Side Extension in Diamond Pose

　　金剛坐是支撐脊椎與顱骨的絕佳對稱性坐姿，在平衡穩定的狀態下更容易專注於頸部的伸展活動，請用右手找左耳，拉伸左頸部側邊，停留五個呼吸。再將右手移動到左耳後方，拉伸左頸部斜後側 45 度，停留五個呼吸。結束後換邊換手。

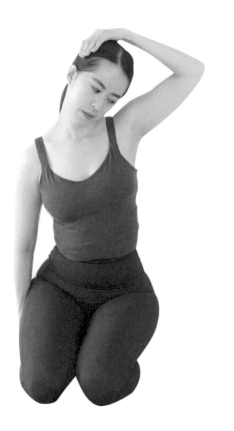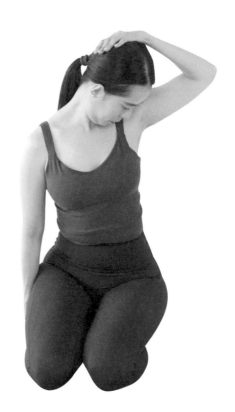

常見問題與改善提示

- 如果將手固定於腳踝下方有困難，可以讓手置於臀部與腳踝之間。
- 如果對頸部傾斜角度有疑問，請想像鼻子要去碰腋下。
- 如果在金剛坐姿感覺腳踝或是膝蓋不舒服，可以坐在毛毯或瑜伽磚上。
- 注意在伸展的過程中，肩胛骨持續往下沉，肩膀遠離耳朵，不要聳肩

NG

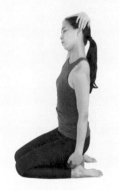

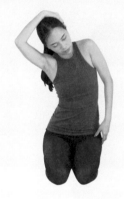

手臂、手腕旋轉

Hands Rotation

　　輕鬆的散盤坐姿或是英雄跪坐，將雙
手伸直向前，手背貼手背，接著一手在
上，與下面的手交叉並合掌後十指互扣，
一起向內旋轉以伸展手腕與小手臂。

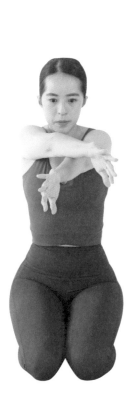
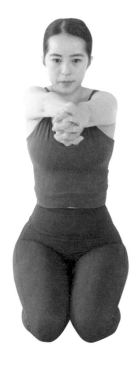
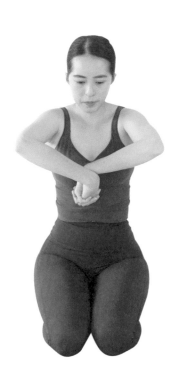

常見問題與改善提示

- 請勿鎖死手肘，保持手肘彈性。
- 很容易為了想把雙手打直而聳肩，請有意識地將肩胛骨往下沉，讓肩膀遠離耳朵。
- 注意十指交扣，拳頭握緊，掌根不分開。

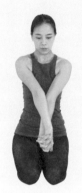 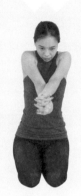

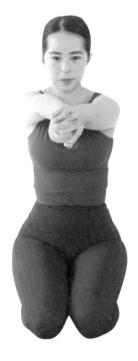

鷹式

Eagle Pose

25-1 只做鷹式手的練習

　　輕鬆的散盤坐姿或是英雄跪坐，右手
在上左手在下打叉叉，抱向自己，請試著
抓到肩胛骨，再將小手臂背靠背，手掌一
前一後，扭轉合掌。這是可以同時提升肌
力與靈活度的練習。

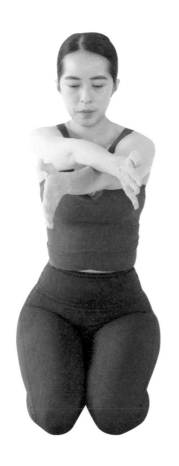
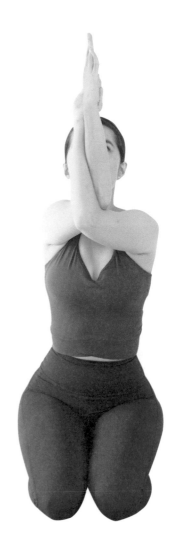

- 雙手捲在一起之後，如果差一點點無法合掌，請嘗試讓交疊在下面的手抓握上面手的大拇指，也可以選擇讓雙手互抱在胸前。
- 如果肩膀過度緊繃可以先轉轉肩膀，將雙肩提起找耳朵，再往後轉動 5 到 8 圈，換方向，將肩胛骨靠近，將雙肩提起找耳朵，再往前轉動 5 到 8 圈。
- 如果手臂過度緊繃，可以先將右手放在胸前，左手勾住右手小手臂並且出力按往胸口，停留五個呼吸後換手。
- **加強：**讓手肘在每一次吸氣時向上提，還可以加上往左右倒，強化上手臂的伸展。

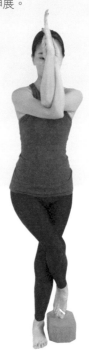

鷹式

Eagle Pose

25-2 加入腳的鷹式練習

　　在鷹式的平衡中，你需要保持穩定的力量與靈活性，以及堅定不移的專注。可以從山式或座椅式出發，我經常將它編排在流動練習一系列的站姿動作尾端。如果鷹式讓你感到沮喪，試試先將手、腳分開練習，關注每一個部分的細節，以及所有部分如何組合在一起，別把鷹式想像成一個不舒服的整體形狀，將有助於進步。鷹式能改善腰酸背痛、坐骨神經痛，加強同時伸展腳踝、小腿、大腿、臀部、肩膀和上背部。練習不對稱的平衡站姿，將會強化身體、心理和精神上的協調。

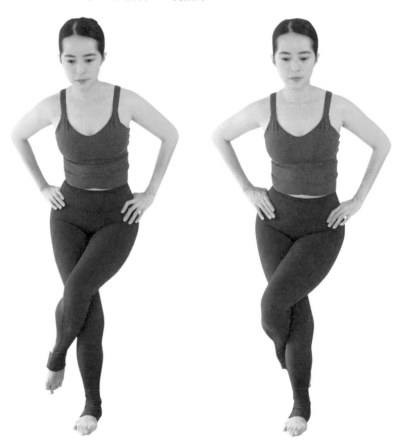

- 如果難以保持平衡，可以將折疊在上面的腿輕輕點在地板或是瑜伽磚，也可以先練習背對著牆站立，用牆壁支撐著你的軀幹。
- 保持站立腿膝蓋彎，避免鎖死膝蓋。
- 雙手捲在一起之後，如果差一點點無法合掌，請嘗試讓交疊在下面的手抓握上面手的大拇指，也可以選擇讓雙手互抱在胸前。
- 腳捲在一起之後，如果腳趾無法勾住小腿，請將上腿交疊在下腿的大腿上面即可，請將注意力放在保持平穩站立，平時可以多加強髖與臀腿的靈活鍛鍊。
- **進階：** 吐氣時慢慢傾斜，身體向前彎曲，將小手臂靠在大腿上，保持幾次穩定呼吸，再於吸氣時輕輕帶回後鬆開手腳。

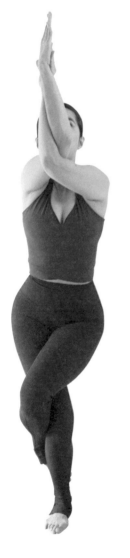

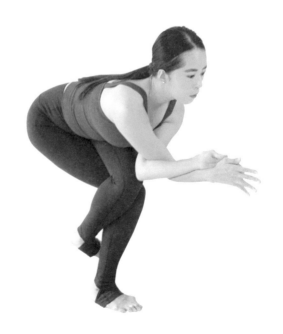

牛面式
Cow Face Pose

看不到牛的臉？我也曾經好奇這個命名的想像是來自於哪裡。交叉的雙腿看起來像嘴唇，彎曲的手肘，一上一下，是耳朵。牛面式能伸展腳踝、臀部和大腿、肩膀、腋窩和三頭肌以及胸部。

常見問題與改善提示

- 如果很難將兩邊坐骨均勻地放在地板上，這會使膝蓋難以均勻地堆疊在一起。在骨盆傾斜時，脊椎無法正確伸展。請用折疊的毯子或墊子將坐骨從地板上抬起並且均勻支撐，或是將下腿伸直，以保持兩邊坐骨平穩。
- 如果很難將手在背後扣在一起，請嘗試用瑜伽繩。

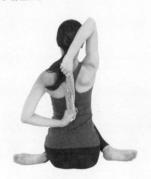

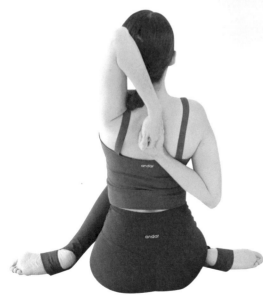

牛面式
Cow Face Pose

26-1 牛面式扭轉變化

　　拉長身側，下腹部保持內收，將右手肘放到左大腿外，合掌掌心互推，感受後背、腰側的伸展與核心旋轉的力量。

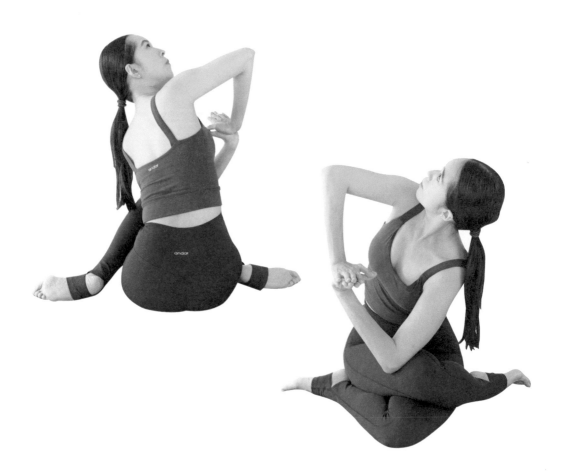

常見問題與改善提示

- 只有手推，身體沒有跟著轉過來，請想像以脊椎為中心轉動。
- 手肘如果沒辦法放置到大腿外，可以將手抵在地板上，用推地板的力量加強扭轉。

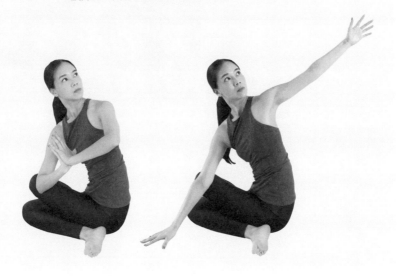

白色滋潤

秋季飲食

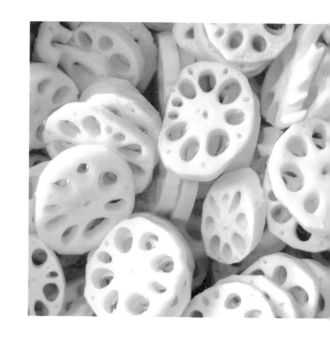

白木耳蓮藕湯

材料

白木耳、蓮藕

作法

1. 將白木耳洗淨，剝成適當大小，備用。
2. 蓮藕洗淨削皮，切片備用。
3. 先將蓮藕燉熟後，再加入白木耳，水滾後，
   加鹽調味即可關火。

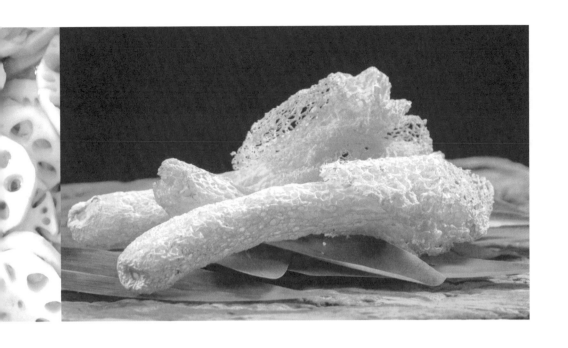

竹笙雞湯

材料

竹笙、雞腿肉

作法

1. 竹笙泡水備用。
2. 雞腿肉切塊,川燙備用。
3. 水滾後,將材料放入,
   燉煮30分鐘,加鹽調味。

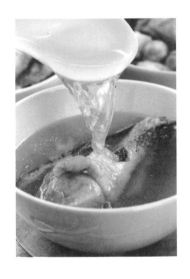

膀胱經 腎經

冬季溫腎與膀胱；
避免頻尿與提升免疫力

　　冬季溫腎與膀胱。養藏之道，藏伏陽氣，不使陰氣擾人體陽氣精神，除了腎與膀胱兩經絡的體位法練習，可以再搭配呼吸的練習。這時候的練習要放得更慢，感受在體位法中，呼吸的流動，停留時間拉長，讓身體慢慢地熱起來，不需要追求大汗淋漓，而是要把這股熱能留存在體內，若是腎與膀胱虛寒，則容易頻尿、感冒等。當我們寒冷時，我們的血液循環會減少，這不僅減慢器官的功效，還進一步降低我們的體溫。這可能導致肌肉，關節甚至我們的視野收縮。

　　請練習張開胸部、喉嚨和幫助呼吸的姿勢，將有助於照顧呼吸器官、促進新陳代謝，溫暖腎臟和清除痰液，讓寒風不易侵襲我們比較沒有覺知的後側。如果在練習空間中感到寒冷，請在開始前先喝些熱水，並添加足夠的衣服，練習期間切勿喝水，因為水會冷卻人體的溫度，所以結束練習之後再飲用。喝些溫暖的茶，偶爾喝一杯葡萄酒也很適合冬天！

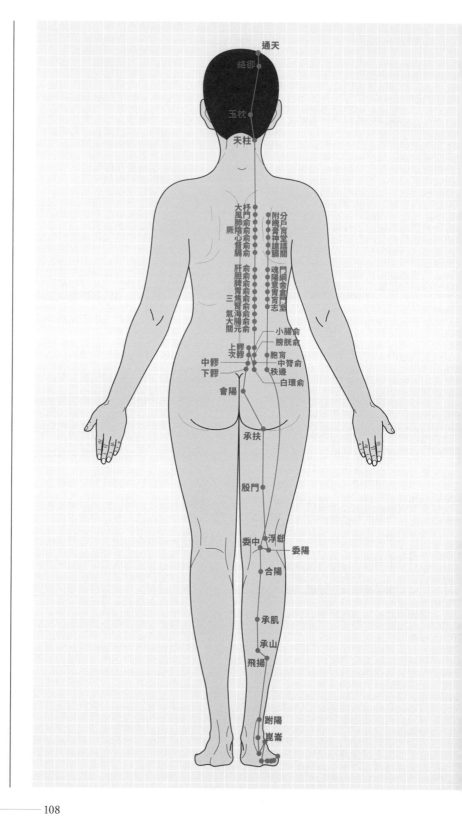

足太陽膀胱經

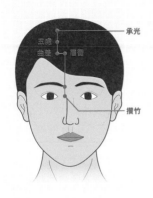

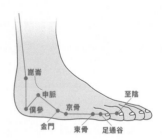

　　從眼頭往上到頭頂後，循著人體中線的兩旁往下，繼續沿著脊椎兩側走到背及腰，進入臀部，最後行於下肢的後側，腳板外側。

　　相對應的肌肉群為：**皺眉肌 ▶ 頭半棘肌 ▶ 斜方肌 ▶ 大、小菱形肌 ▶ 豎脊肌 ▶ 闊背肌 ▶ 臀大肌 ▶ 股二頭肌 ▶ 半腱肌 ▶ 腓腸肌 ▶ 阿基里氏腱 ▶ 外展小趾肌。**

蝗蟲式

Locust Pose / Salabhasana

加強腰背部肌肉、脊柱、腿和手臂，在刺激腹部器官的同時調節腹部肌肉 。

常見問題與改善提示

- 如果頸部不舒服或是受傷，請俯視地板，將頭部保持在中立位置，也可以運用厚厚的折疊毯子支撐額頭。
- 如果難以維持軀幹和腿部抬起，可以先試著讓單腿離開地面，停留 5 個呼吸後換腳。

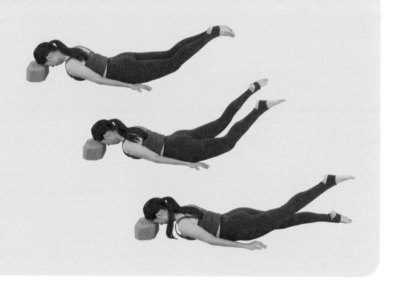

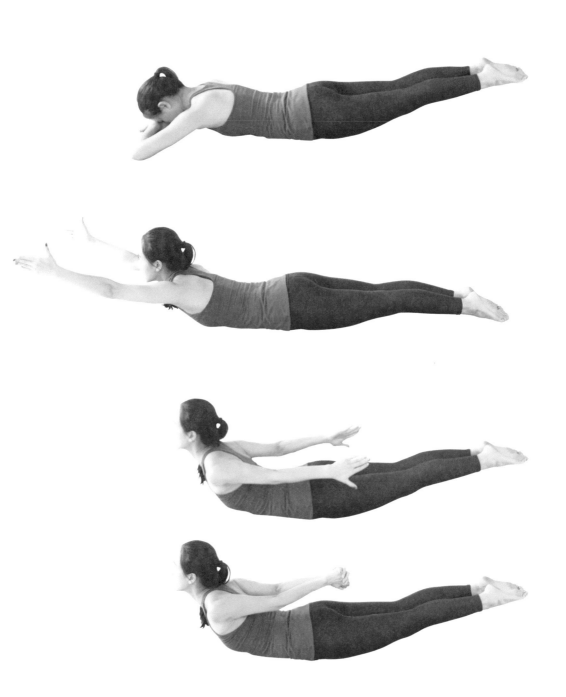

座椅式

Chair Pose / Utkatasana

　　是拜日式序列中的一部份，它經常在阿斯坦加瑜伽（Ashtanga）、流動瑜伽（Vinyasa flow）和強力瑜伽（Power Yoga）課程中進行多次練習。請想像你正以強而有力的姿態，坐在自己的王位上！從外型上看來，座椅式很顯然可以鍛煉臀部與大小腿肌肉，但是它還有更多的好處包括加強腳踝、脊椎伸展、開闊肩膀和胸部，強化核心並且刺激腹部器官、強健心臟。

　　究竟該蹲多低？彎曲的膝蓋能不能超過腳指頭？這兩個常見的疑問有各種說法，我認為可以從動作的根基開始判斷，畢竟每個人的身材比例、身體狀態不同。先將雙腳往地板扎根，使重量均勻地分佈在腳跟和腳掌之間，使上半身有更大的提升感，確保下腹部被拉回到脊椎，以保護下背部，當你膝蓋向前移動太多，往前分布的重量會使你的膝蓋過度緊張，並使你快速疲勞。請試著找到一個在整個姿勢中能夠平穩而均勻呼吸的高度。循序漸進，慢慢降低至大腿平行地面的高度，前提是，注意別讓膝蓋負重有壓力！

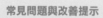

常見問題與改善提示

- 初學者可以試著勾起腳趾，將重心放到整個腳掌上，避免把重心前傾太多，或是讓腳指頭捲起抓地板。重複這個練習幾次，將能幫助你在姿勢中維持穩定與正確的身體知覺。
- 如果腳踝僵硬使你無法舒適踩在墊子上，請將捲起的毯子放在腳跟下。
- 保持視線筆直向前，以防止頸部不適。
- 如果需要，你也可以將雙腳分開一些或是與臀部同寬，使腳掌更穩定。並且，在雙腿之間夾一個瑜伽磚，練習正確的對齊方式，同時還能增強腿部力量。
- 如果肩膀不舒服，請將你的手臂分開大於肩寬，或是把手臂放低與肩同高。

高弓箭步

High Lunge

高弓箭步是新月式的變化，為完整版的英雄一式做了很好的準備。能充分打開臀部和胸部，伸展腹股溝和腿部，延長脊柱並增強下半身。兩腳之間的步距約為一大步寬，前腿彎曲大約 90 度角，請依據自己的狀態調整，以獲得良好平衡和穩定性。

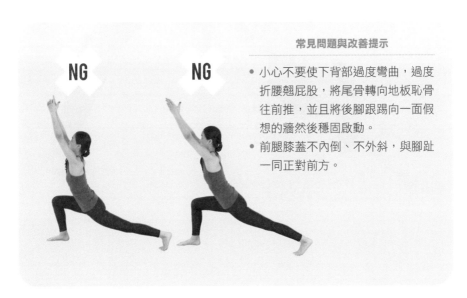

常見問題與改善提示

NG　　　　NG

- 小心不要使下背部過度彎曲，過度折腰翹屁股，將尾骨轉向地板恥骨往前推，並且將後腳跟踢向一面假想的牆然後穩固啟動。
- 前腿膝蓋不內倒、不外斜，與腳趾一同正對前方。

下犬式

Downward-Facing Dog

　　下犬式當之無愧是瑜伽界最廣為人知的姿勢之一。下犬式提供極致、全面、煥發活力的伸展感。幾乎走進每一間瑜伽課堂,你都有機會停留在下犬式!它能鎮靜大腦、幫助緩解壓力和輕度抑鬱,增強身體活力,能伸展到肩膀、大腿後側、小腿,並且強化足弓、加強手臂,預防骨質疏鬆,改善消化,緩解頭痛、失眠、背痛、疲勞、坐骨神經痛……等。

　　雖然常見,但是下犬式並非簡單容易,尤其當你練習了一段時間,你會注意到每次推下犬式,總能在過程中發現更多奧妙!

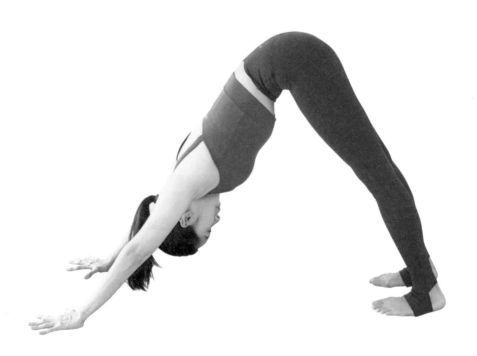

- 手和腳沒有居中或是牢固地紮在地板上，都可能會給手腕帶來壓力。請張開手指和腳趾，用雙手盡可能接觸最多的地面，感覺力量推往地板。請均勻壓下大腳趾和小腳趾丘。
- 手腳之間的距離太近或是距離太遠。在下犬式中，你的手和腳距離大致上與平板式中的距離相同。先在平板式讓你的肩膀，臀部和膝蓋成一條斜線，在不移動手和腳的情況下，向前和向後移動臀部，再來到下犬式。
- 為了將腳打直而造成圓圓的背部、縮短了脊柱。彎曲膝蓋可以幫助更多伸展！彎曲膝蓋使更多的重量移向腿部，幫助牽引並且拉長脊柱。向後聳聳肩膀，以在頸骨周圍和肩膀上留出更多空間。
- 腳跟離地面很高，可能表示腿筋，臀部屈肌或是小腿肌肉緊繃。這也可能說出大部分體重都落在手腕上。請試試夥伴練習，可以幫助你學習如何在下犬式中調整腿部。首先請你的夥伴站在後面，並且在你腹股溝處拉一條瑜伽繩，將瑜伽繩緊貼在大腿頂部和前骨盆之間的摺痕中。當夥伴向後拉緊瑜伽繩（請提醒夥伴充分伸展手臂，並且保持膝蓋彎曲和胸部抬起），而你將大腿骨更深地釋放到骨盆中，並且使前軀幹遠離瑜伽繩，延伸你的上半身。

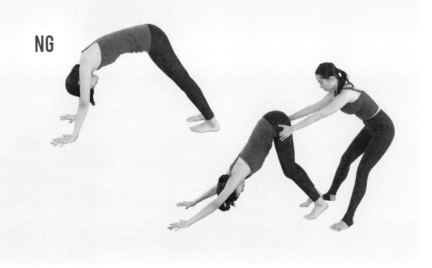

坐姿前彎

Sitting Forward Bend / Paschimottanasana

　　通常被稱為坐姿前彎，但是其梵文名稱翻譯為「強烈的西方伸展」。身體的整個背面即為「西方」。特別需要提醒的是，這個姿勢確實可以感覺到「強烈」的感覺，但是請記住不要強迫它或是用力推動。當你學會放鬆得越多，伸展的力量就會越深。對於腿筋緊繃的跑步者非常有用。能伸展脊椎、肩膀、腿部，刺激肝臟、腎臟、卵巢和子宮，改善消化，幫助緩解更年期和月經不適的症狀，舒緩頭痛和焦慮並且減輕疲勞，鎮靜大腦，幫助緩解壓力和輕度抑鬱。坐姿前彎對於調節消化系統是很好的練習，可以增進食慾，同時減少肥胖。

　　完全向前彎曲之後，就可以重新伸展肘部。有幾種方法可以做到這一點：你可以雙手環住腳底，或者將一隻手的後部轉向腳底，另一隻手握住手腕。你也可以在腳底上放一塊瑜伽磚，並且用手抓住其側面。切勿強行向前彎曲，尤其是坐在地板上時。只要你感覺到恥骨和肚臍之間的距離縮短，就停下來，稍微抬起胸，然後再次吸氣拉長。通常，由於腿後部緊繃，初學者的前彎不會向前很遠，可能看起來更像是筆直地坐著。

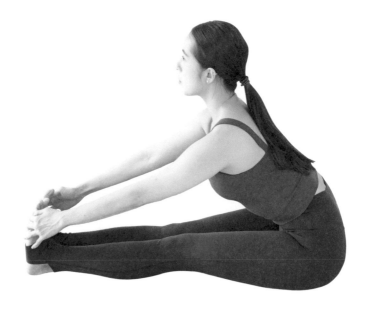

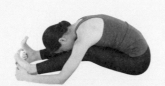

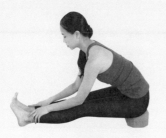

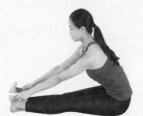

- 雙腿僵硬可以在膝蓋下放一個捲起的毯子。
- 如果你的臀部平放在地板上時很難坐直，請在屁股下放毯子。
- 如果你離腳趾很遠，可以使用瑜伽繩套過腳底，然後用雙手抓住繩子。非常建議彎曲膝蓋，使雙手可以延伸至腳。

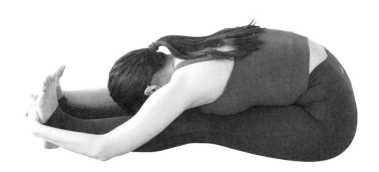

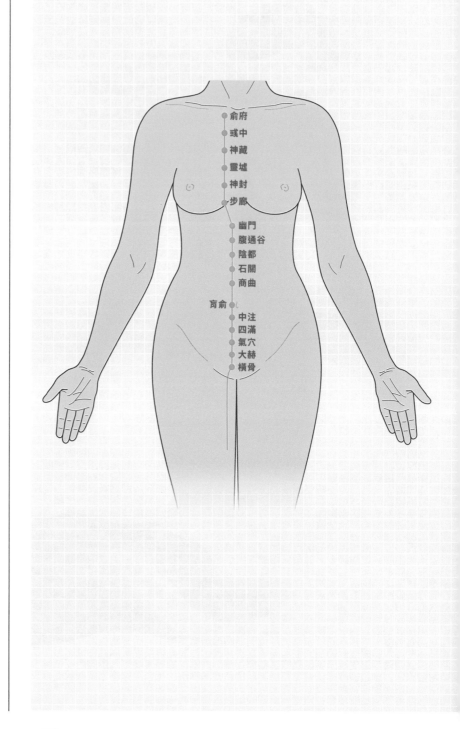

足少陰腎經

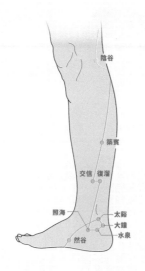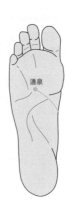

　　起於前側腳底板的湧泉穴，上行於下肢內面的後側，往上走到恥骨後進入下腹部，繼續沿著身體中線也就是肚臍旁邊約一公分走到鎖骨下方為止。

　　相對應的肌肉群為：**屈拇長肌 ▶ 比目魚肌 ▶ 恥骨肌 ▶ 腹直肌 ▶ 胸大肌**。

束腳式

Butterfly Pose / Baddha Konasana

　　刺激腹部器官、卵巢和前列腺、膀胱和腎臟，刺激心臟並且改善血液循環。伸展大腿內側、腹股溝和膝蓋，幫助緩解輕度抑鬱、焦慮和疲勞，舒緩經期不適、泌尿不適以及疼痛和沈重感，改善坐骨神經痛，幫助緩解更年期症狀。

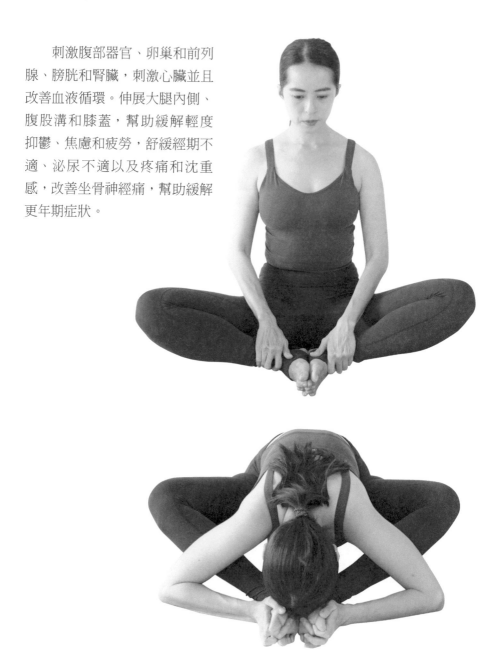

常見問題與改善提示

- 如果將膝蓋放低到地板上很困難，並且背部變圓，請在坐骨下放一塊毯子，稍微抬高臀部。
- 如果感到腳踝不舒服，坐在毯子上為你的腳踝提供緩衝。
- 彎曲雙膝並且將腳底放在一起，使腿向兩側釋放，而不是將膝蓋向下壓。
- 根據靈活性的不同，你可能無法坐得足夠高，以致脊椎無法延伸，在這種情況下，將手放在身後，用手推地面的力量幫助你坐直。
- 在圓背的情況下，建議不要彎腰，因為這會給脊椎底部的椎間盤施加壓力。
- 如果你練習了多年束腳式，膝蓋仍然高高在空中，那可能無關乎靈活性的問題，或許是旋轉角度天生就不同。

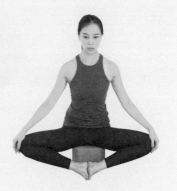

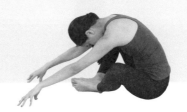

花環式
Garland Pose / Malasana

雙腳稍稍超過臀部的寬度，
腳掌外八，蹲下，雙手放在心
正中央合掌，手肘由內向外推大
腿，深呼吸 1 分鐘。蹲姿可以保
持髖關節更靈活，有助於緩解頸
部和背部壓力。蹲下、站起來的
動作還可以加強我們的核心，保
持良好姿勢，有助於塑身。

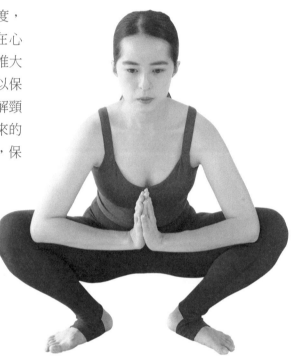

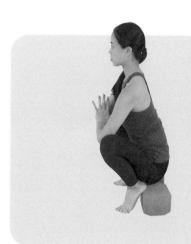

常見問題與改善提示

• 如果蹲下，腳跟無法完全踩入
地板，請將腳跟踩在毯子或是
瑜伽磚上。
• 延伸練習：將上手臂緊貼在大
腿內側，將大腿內側擁抱到手
臂的後部。

橋式

Bridge Pose

　　橋式非常適合初學者，能為良好的後彎做好準備！它能張開你的肩膀和胸部，增強背部、臀部和腿，同時伸展髖屈肌，增加脊椎彈性。紮根與上升的過程使心靈平靜，身體變得充滿活力！在每次呼吸時，請感覺到肋骨周圍的肌肉在輕輕伸展，並且嘗試感覺臀部和肩膀在微調搖擺，哪怕只是一點點，邀請自己的肉變軟，讓器官放鬆、關節放鬆，以便呼吸可以更自由地在身上波動。

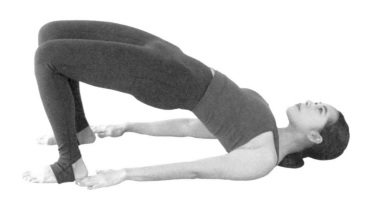

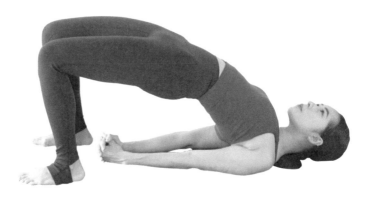

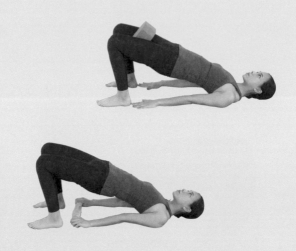

常見問題與改善提示

- 如果膝蓋張太開或是屁股夾太緊，都可能壓縮到腰部。請嘗試在大腿內側之間夾一塊瑜伽磚。保持雙腳平行，並且與臀部距離約一個手掌（請微調為最適合自己的寬度），進入橋式時，輕輕夾住瑜伽磚，不讓磚掉落，這樣可以保持膝蓋成一直線，並且使臀部更柔軟，你可能會注意到，腰部也比較不會感受到擠壓的壓力！

- 如果肩膀緊繃，嘗試在雙手之間握一條瑜伽繩。將臀部抬離地板之後，首先將繩子的兩端保持與肩同寬的位置，然後逐漸將你的手往中間靠近移動。

- 如果脖子感到不舒服，可以使用捲起的手巾放在脖子下面，毛巾捲的厚度要足以支撐脖子，這將使你的下巴從胸骨抬離，確保脖子和脊椎安全。

快樂嬰兒式

Happy Baby / Ananda Balasana

就像一個快樂的小嬰兒躺在地板上滾背！能輕輕地伸展腹股溝和背部脊柱，對於鎮靜大腦，幫助緩解壓力和疲勞相當有效果，非常適合於睡前練習。

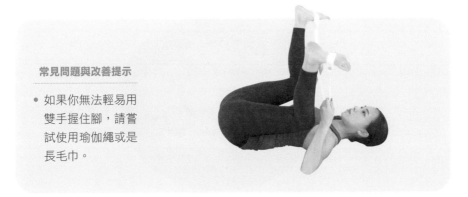

常見問題與改善提示

• 如果你無法輕易用雙手握住腳，請嘗試使用瑜伽繩或是長毛巾。

深色食物

冬季飲食——

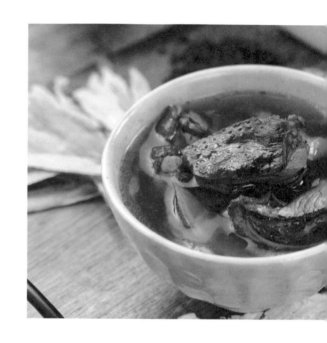

黑木耳芝麻飲

材料

黑木耳、無糖芝麻粉、黑糖

作法

1. 將黑木耳燙熟後，打成泥，再加入芝麻粉，
   可以依照自己的喜好，加入適量的水。
2. 最後也是依自己的口味
   選擇加糖或不加。

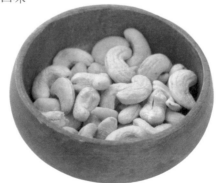

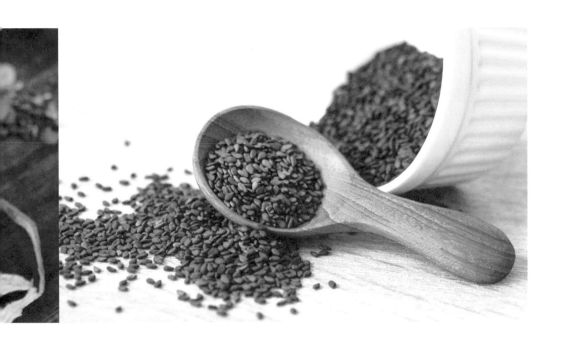

腰果牛蒡湯

材料

無鹽腰果、牛蒡

作法

1. 牛蒡洗淨，削皮後，切斜片備用。
2. 水滾後，加入材料，小火慢慢煮滾後，加鹽調味。

香菇烏骨雞湯

材料

香菇、鮮香菇、烏骨雞

作法

1. 先將乾香菇泡水，待軟化，備用，泡香菇的水留著。
2. 烏骨雞切塊，川燙後備用。
3. 帶水滾後，將乾香菇，烏骨雞放入水中燉煮半小時。
4. 最後放入鮮香菇，香菇水以及鹽，待水滾後，蓋上鍋蓋，再燜15分鐘。

心包經 三焦經

穩定情緒與內分泌

四季保養；
穩定情緒與內分泌

心包是保護我們心神的組織，與大腦相關聯，心包經絡的疏通，能幫助我們安定自律神經，穩定內分泌；而三焦經比較像是我們身體筋膜的組織，主要管理整個身體氣血、水液的運行，與其他各個臟器的關係都很密切。

因此，這兩個經絡的練習不受限在某個特定的季節，適合搭配任何一種經絡的練習，或許當做暖身，可以讓自己穩定在接下來瑜伽練習的環境中，不受外界或是剛剛發生的事情打擾。

手厥陰心包經

從胸部外側出發，走出腋下到上手臂內面的中線，循著中線往下走到手掌的正中心，最後到中指指尖。

相對應的肌肉群為：**胸小肌 ▶ 肱二頭肌 ▶ 橈側屈腕肌 ▶ 掌長肌 ▶ 屈肌支持帶，腕關節韌帶群。**

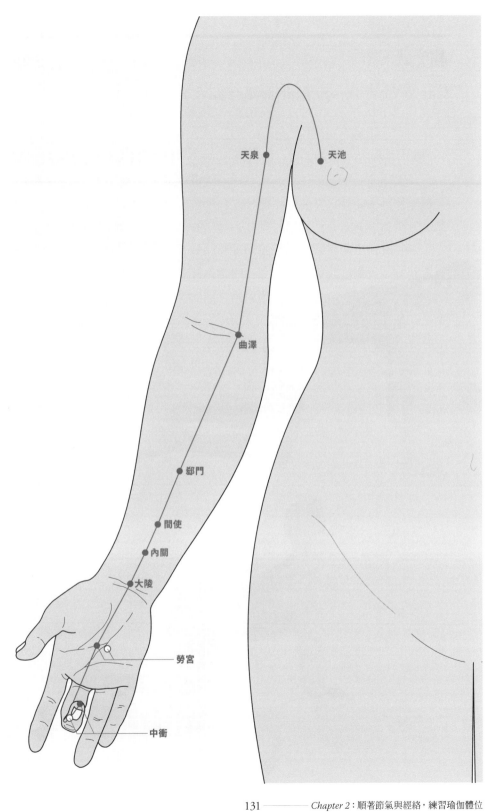

天泉　天池

曲澤

郄門

間使

內關

大陵

勞宮

中衝

貓牛式

Cat & Cow Pose / Marjaryasana & Bitilasana

貓牛式是兩個姿勢串連的簡單序列，幫助我們通過呼吸節奏，感受身體的溫和流動。從四足跪姿開始，兩腿膝蓋與臀部同寬，確定膝蓋放在臀部下方，手腕、手肘和肩膀在同一條線上並且與地面垂直。請將頭部置於中立位置，眼睛望著地板。在進入牛式時擴大肩胛骨，並且將肩膀向下拉，遠離耳朵來保護頸部。

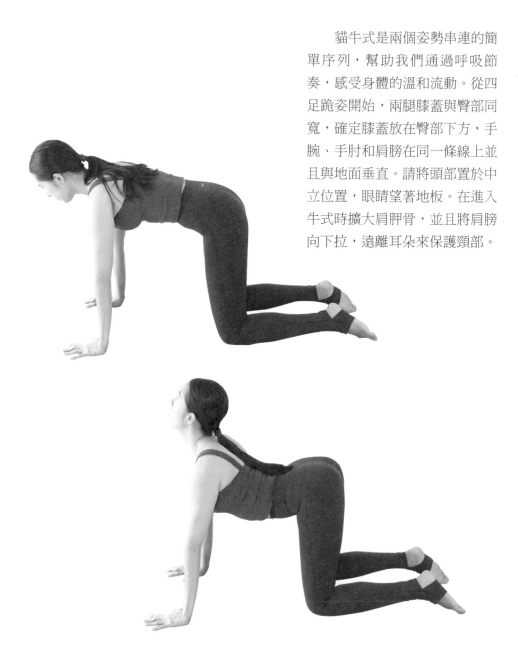

常見問題與改善提示

- 如果在貓式練習中難以找到將後背往上推的力量，請讓夥伴在肩胛骨上方和肩胛骨之間放置一隻手，幫助察覺此區域的感受。
- 肩膀要一直維持在手腕線的正上方，手掌不因脊椎的活動而離開地板，手掌需要保持壓穩地板，大拇指不浮起，以免給手腕太多的壓力，造成手腕的疼痛不適。

NG

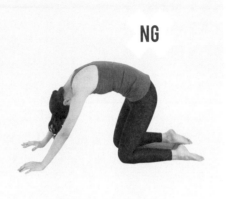

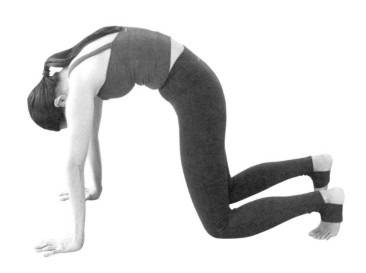

背後祈禱式

Reverse Prayer Pose / Paschima Namaskarasana

各種變化：

37-1 拳頭互碰

37-2 手軸環抱

37-3 雙手合掌

　　背後祈禱手伸展姿勢可以併入多個體位法當中，加強肩帶的活動度。在練習過程中，如果感覺疼痛就必須停止，酸酸緊緊才是可以接受的範圍。

　　請給自己 5 個和緩的深呼吸停留時間，專注在肩胛骨，觀察看看自己的左右肩膀是不是有明顯的差異，必須持續提醒自己不聳肩。在合掌時，請將雙手互推併緊，如果雙手只有手指頭能碰觸得到，回到手肘環抱的練習會更有幫助。

　　有些人想要透過重訓、伏地挺身等，增加大塊肌肉以保持肩膀健康，但是長期執行超過負荷的負重訓練，會讓肩膀周圍的肌肉和關節失去靈活度。若有重訓練習的同學，請把背後祈禱手伸展放入每一次重訓練習完收操放鬆的菜單！可以在輕鬆站立或是坐著的時候進行，隨時隨地維持肩膀的完美運作。

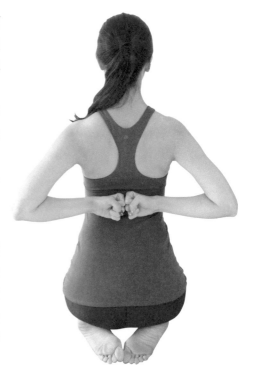

● 如果拳頭互碰有困難，可以
  雙手拉毛巾或是瑜伽繩。

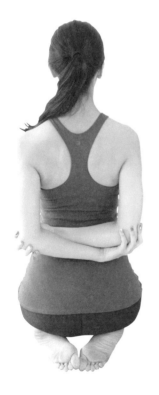 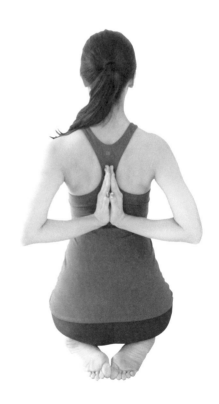

手背叉腰手肘往內靠

Penguin Pose

　　將右手掌往外旋轉，大拇指朝下，手臂貼在背後靠近脊椎的地方，掌心向外，雙腿膝蓋彎，腳掌踩地，將右手肘放進右大腿內側，感受肩膀、手臂、肩胛骨附近的痠緊。

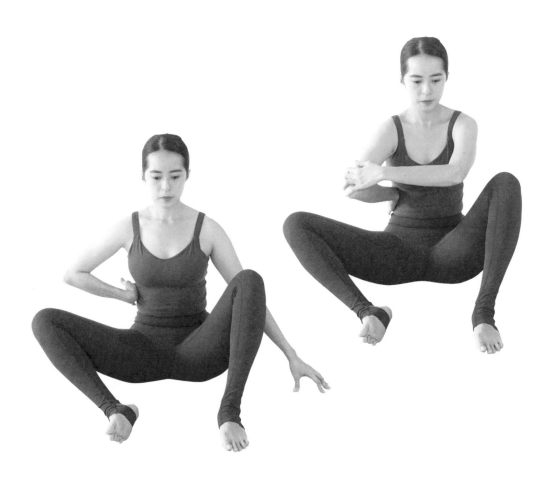

- 如果手肘關不進來大腿內側，可
  以將腿打開多一些。也可以用對
  向手抓住手肘向內即可。
- 加強：可以試試看一次夾兩隻手
  的手肘。

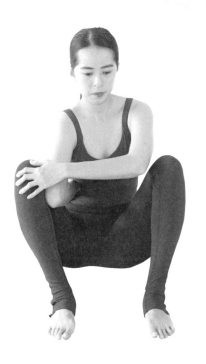
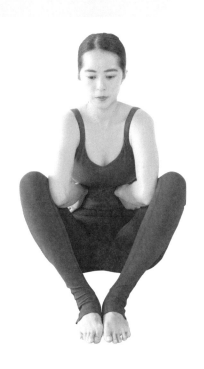

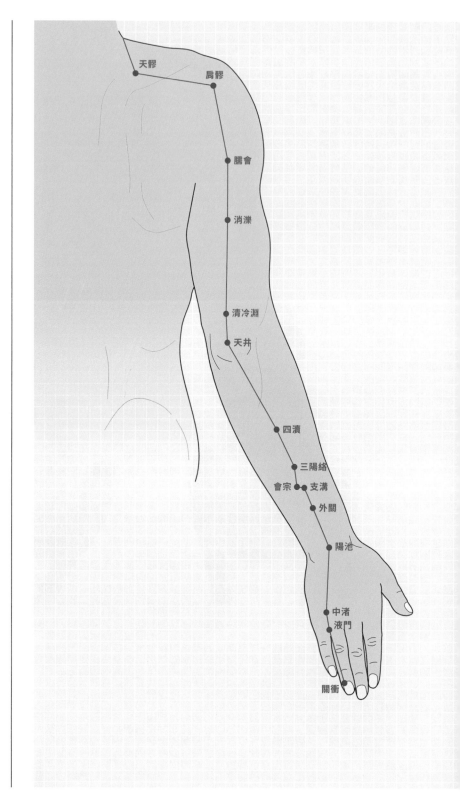

手少陽三焦經

◆

天髎
肩髎
臑會
消濼
清冷淵
天井
四瀆
三陽絡
會宗　支溝
外關
陽池
中渚
液門
關衝

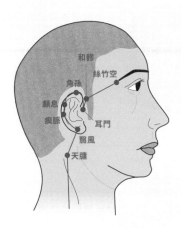

和髎
絲竹空
角孫
顱息
瘈脈
耳門
翳風
天牖

　　起於無名指，循著手背走上肢外面的中線往上走到肩上，繼續上行到脖子外後側，繞耳後側。

　　相對應的肌肉群為：**伸肌支持帶** ▶ **伸小指肌** ▶ **伸指總肌** ▶ **肱三頭肌** ▶ **三角肌** ▶ **棘上肌** ▶ **提肩胛肌**。

嬰兒式側身拉展

Child's Pose with Side Stretch

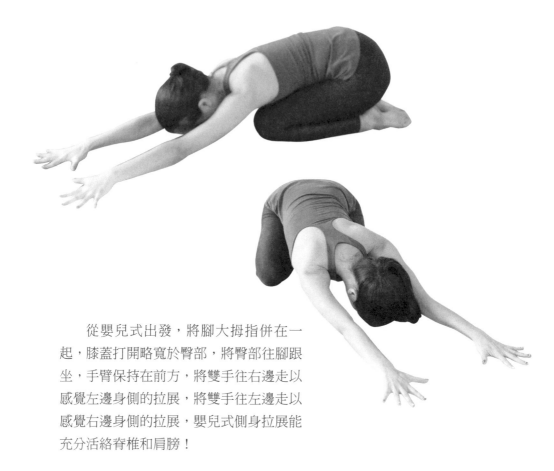

　　從嬰兒式出發，將腳大拇指併在一起，膝蓋打開略寬於臀部，將臀部往腳跟坐，手臂保持在前方，將雙手往右邊走以感覺左邊身側的拉展，將雙手往左邊走以感覺右邊身側的拉展，嬰兒式側身拉展能充分活絡脊椎和肩膀！

常見問題與改善提示

- 如果坐在腳跟上有困難或是腳踝感到緊繃，可以在屁股底下墊一塊瑜珈磚，或在大腿和小腿之間放一塊厚厚的折疊毯。
- 身體很容易隨著手部往左右移動，而跟著浮起來，降低伸展效果。在將手延伸往左側地板時，使臀部向右輕輕推，以確保沿著整個右側伸展。反之，手延伸往右側地板時，使臀部向左輕輕推，以確保沿著整個左側伸展。

海豚式

Dolphin Pose

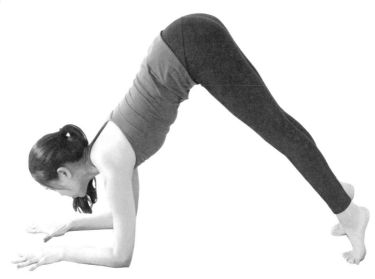

　　海豚式可以增強核心，手臂和腿部，同時還可以充分打開肩膀。對於手腕不舒服而無法進行下犬式的朋友來說，海豚式提供了幾乎等同於下犬式的好處，包括鎮靜大腦，幫助緩解壓力和輕度抑鬱⋯⋯等。也是進一步練習頭倒立式、肘倒立式前很好的準備動作。小手臂彼此平行，肘部與肩同寬，手掌平放在墊子上。請積極地將小手臂抱入中線，同時將小手臂與手掌向下壓入地板。接著將腹部移至大腿頂部，然後將大腿頂部向後按，以加長脊椎，特別是腰部區域。

常見問題與改善提示

- 如果腿筋過緊，請略微彎曲膝蓋。
- 如果頸部有壓力，請將頭部放鬆，視線往後看，不要過度抬頭。

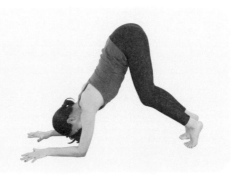

Chapter 3

中醫瑜伽對症療法，
緩解身體病痛

本章告訴你，哪些瑜伽體位有助於按摩哪些經絡和穴位，經常性的練習，可以緩解身體的各種症狀，包括緩解焦慮及憂鬱、改善睡眠品質、促進腸胃蠕動、改善便秘、排濕消腫，以及女性經期和更年期護理等。

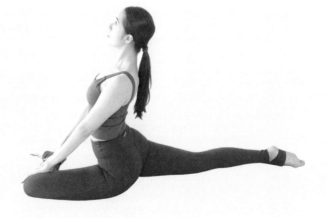

緩解焦慮以及憂鬱

我們的健康狀態不單單只有生理上的健康，也包含了心理的健康。生理會生病，心理也會生病，而且它們會互相影響，生理身體生病的時候，心情會變得鬱鬱寡歡，而心理生病了，身體的狀況也會走下坡，一些病痛不適就會跟著出現。

一般生活中的壓力，譬如考試、面試、報告等，常常伴隨一些不適的症狀：胃痛、頭痛、失眠、食慾不振……等，一旦試考完了，報告結束了，壓力解除了，這些症狀也許就會消失。但是對於有長期焦慮，平時容易焦躁緊張，甚至是焦慮症的朋友，壓力解除或事件結束也不見症狀消失或減輕，漸漸地，情緒起伏大，感官變得敏感，對於事情的感受比以往更容易放大，常常在自己的思緒裡打轉，難以跳出，接著影響到工作效率、學業、人際關係，甚至是日常生活。

或是容易有負面想法，常常否定自己，陷入憂鬱悲傷，漸漸地，對原本自己喜愛的事物也提不起勁，甚至有傷害自己的念頭出現。尤其在春秋換季之時，特別容易出現這些現象。

情緒的變化好像隨著氣溫的變化似的，春秋之際溫差大，情緒的起伏就跟著上上下下。這個時候，我們需要多花一點時間與自己相處，在忙碌的生活中，你每天有花時間關注自己嗎？全心全力的投入在工作以及家庭中，你是不是已經沒有什麼時間可以與自己對話，了解自己的身心靈是不是已經像一條繃到最緊的橡皮筋一樣，隨時會斷裂？請每天花一點時間，靜下心來，關注自己，如果不知道怎麼內觀自己的心靈，先從讚美自己幾句開始。沒有別人，所以不再需要與他人比較，如果覺得自己真的太累了，不需要無止盡的加油，覺得累了，就休息吧！

瑜伽如何幫我們緩解焦慮？「靜心」、「內觀」、「呼吸練習」。

在這個充滿挑戰的時代，我們更需要關注活力與和諧，讓我們一起將自己的意識放在呼吸上。放開任何操縱它的傾向，僅僅將呼吸視為呼吸，試著去感受呼吸：深或淺，快或慢，粗糙或光滑，均勻或不均勻。接著，深吸一口氣，慢慢吐氣，重複著深吸，重複著深吐，掃描身體，感受是

否已完全釋放或仍然保持緊張。當思維混亂，當你感到憤怒或是悲傷，當似乎沒有任何言語可以表達你的感受……讓我們回到呼吸，探索自己的想法，找到安定與力量。

在開始練習呼吸法之前，先坐在舒適的姿勢中，打直背，可以在座墊或是毯子、瑜伽墊上，席地而坐，也可以坐在能感覺身體直挺的椅子上。放鬆全身，不要強迫呼吸。僅先關注呼吸過程，感覺氣息有節奏地流到鼻子裡，而溫暖的聲音從鼻子裡流出來。接下來，意識到通過喉嚨的氣流，在吸入空氣時，感覺肺部擴張，在吐氣時，感覺肺部收縮。吸氣時感覺胸部和腹部的上升，吐氣時感覺下降。最後，請注意從鼻孔到腹部的整個呼吸過程，觀察身體是一個整體。

緩解焦慮及憂鬱 的 瑜伽練習

均等呼吸法（等長呼吸法）

鼻子吸氣、鼻子吐氣，從把氣吐光開始，再深吸一口氣，心裡默數拍子（或是使用節拍器），先數 4 拍，吐氣也數 4 拍，慢慢感受氣變長，然後可以改為數 5 到 8 拍。

均等呼吸法練習可以改善呼吸道，平緩情緒，促進循環，調理呼吸，並且可以延伸運用至其他呼吸練習。

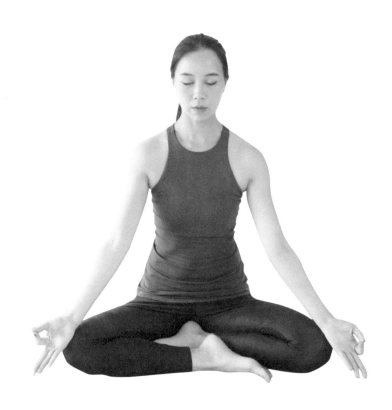

左右脈切換呼吸法

用右手大拇指壓著右鼻翼，使用左鼻孔單獨吐氣，接著，左鼻孔單獨吸氣，換右手中指按壓左鼻翼，用右鼻孔單獨吐氣，然後右鼻孔單獨吸氣，再回到左鼻孔吐氣。以此為一個循環練習，大約練習 4 到 8 次。等到習慣了切換的節奏之後，可以帶入均等呼吸法的練習於其中，為每一次的吸吐默數拍子。

左右脈切換呼吸法可以使你的頭腦平靜，平衡左右腦的思緒，提高注意力，減輕焦慮與釋放壓力。

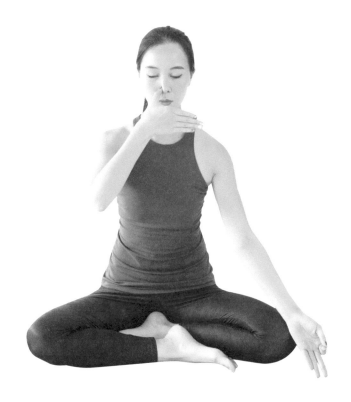

大休息

Corpse Pose / Savasana

　　是一種完全放鬆的姿勢，能鎮靜大腦，幫助緩解壓力、放鬆身體，減少頭痛、疲勞，解決失眠問題。大休息可以當作開始和結束瑜伽練習時的姿勢。躺在地上，雙腳分開約與墊子同寬，手臂放在身體兩側，掌心朝上。讓身體的重量完全交給地面。

　　請將自己的意識放在呼吸上。放開任何操縱它的傾向，僅僅將呼吸視為呼吸，試著去感受呼吸：深或淺，快或慢，粗糙或光滑，均勻或不均勻。接著掃描身體。請感受是否已經完全釋放或是仍然保持張力？當思緒混亂，請注意任何刺激和判斷，並且將其帶回呼吸和身體。除了使身體安靜之外，還需要安撫感官器官。軟化舌根、鼻翼、眉心、額頭的皮膚，讓眼睛沉到頭後方，然後將它們向下轉動以凝視心臟。然後，將大腦釋放。

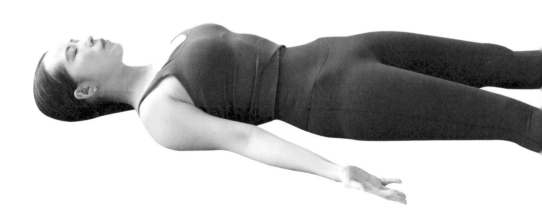

- 身體最難調整的部位之一就是頭部。頭通常偏斜或是轉向一側。請用手將顱骨的底部抬起，順一順脖子，如果在執行此動作時覺得困難，請用折疊的毯子支撐頭與頸部後方。
- 雖然看起來像是躺在墊子上睡著的樣子，但是大休息的意義不是為了真正的睡著，而是為了邀請你放鬆，並且恢復自己的身體。

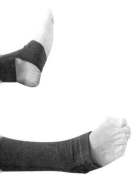

改善睡眠品質

你有沒有這些經驗？睡了十個小時卻越睡越累。明明已經早睡，隔天還是無精打采。睡眠障礙不是只有失眠而已，只要夜間無法得到充足的休息，都稱為睡眠障礙。入睡困難——翻來覆去睡不著；淺眠——半睡半醒，一個翻身或是一點聲音就醒來；睡眠中斷——一晚起來多次，而且醒後難再入睡；多夢——夢境清晰，起來覺得很累。如果長期有睡眠障礙，想到睡覺就覺得緊張、害怕，不知道今晚睡不睡得著，或是起床後全身肌肉僵硬緊繃，甚至還落枕或是閃到腰。就算睡得著，但是睡眠品質不佳，可能會影響白天的工作、生活，與人際關係。

良好的睡眠品質帶給我們什麼好處？減緩老化──血球製造與細胞修復都在睡眠這段時間進行，唯有良好的睡眠品質，身體的修復機制才能完全的展開進行；減重瘦身──找我減重的朋友就知道我很注重各位的睡眠品質，因為在睡眠時，身體會分泌生長激素，生長激素在成人的體內，扮演著「分解脂肪」的功能。睡眠品質好，生長激素分泌的量就能來到最大值；養顏美容──好的睡眠品質，可以擁有好的新陳代謝速度，更能修復肌膚以及受損的髮質。

如何改善睡眠狀況？晚餐不吃太飽，睡前不吃宵夜，睡前不使用電子產品。睡前三小時不喝太多水，避免半夜上廁所。睡前不再想工作或煩心的事，稍微靜坐，放空腦袋。養成規律的作息，不要假日熬夜又晚起。白天養成運動習慣，睡前做點簡單伸展。伸展運動可以多集中在背部以及髖部。因為背部循行的經絡大多都會經過頭部，背部經絡的疏通，有助於穩定交感神經系統，讓交感神經不過度興奮，達到安神助眠的效果。而髖部的伸展可以放鬆我們緊繃的情緒，釋放壓力。中醫的治療方法通常以疏肝理氣、安神為主，另外還會考慮腸胃道的問題。內經云：「胃不合，則臥不安。」所以，大家也可以檢視腸胃有沒有出現不舒服的症狀。

小狗式
Puppy Pose / Uttana Shishosana

　　小狗式伸展介於嬰兒式與下犬式之間，能延長脊椎，舒緩後背肌肉，改善肩膀僵硬，擴張胸腔，同時平靜心靈。第一次體驗小狗式時，我相當意外它在腋下、肩膀與上背部，都提供了超乎想像的伸展，對長期窩在電腦桌前畫圖的我來說充滿挑戰！如果你也有同樣的感受，不妨嘗試將呼吸加深，當你的氣來到軀幹後側，請想像脊椎在兩個方向上都拉長延展。嬰兒式、貓式與牛式都可以當作小狗式的準備姿勢。相當推薦經常鍛煉肩部與手臂肌肉的朋友，練習小狗式徹底放鬆。

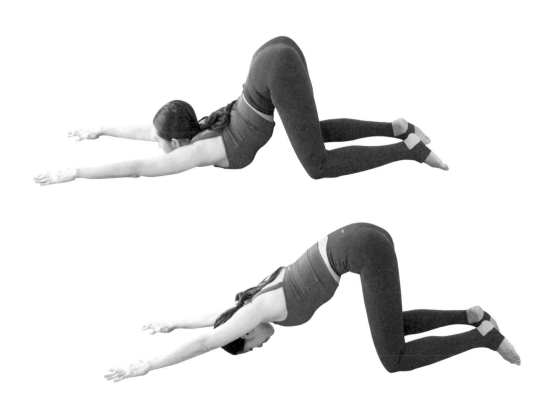

- 如果肩膀過度緊繃，可以將雙手距離略微拉寬於肩膀，或是用瑜伽磚墊高頭部，減輕頸部壓力。
- 如果需要進一步拉伸頸部和喉嚨，可以將下巴放在地面上，同時獲得更多開胸的練習。
- 如果感覺骨盆歪斜或是身體不平衡，可以在大腿間夾一塊瑜伽磚，確保雙膝分開與臀部同寬，同時，將臀部保持在膝蓋上方，穩定整個下半身的力量。

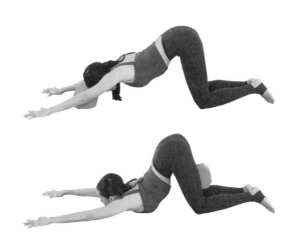

| **嬰兒式** | 19 |

Child's Pose

詳見 82 頁

坐姿分腿的側身拉展
Revolved Head to Knee Pose

　　伸展大腿筋、脊柱、肩膀、下背部和腹部兩側。它提供脊椎扭轉，按摩和刺激你的消化器官，有助於改善消化，還可以使心靈平靜，減輕焦慮與疲勞，並且可以治療頭痛和失眠。

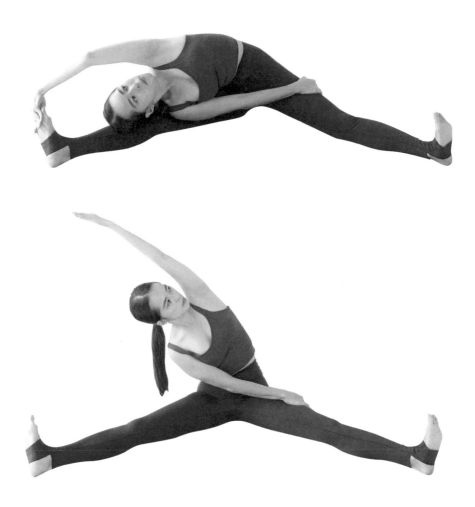

- 如果肘部無法伸到膝蓋，請將手放在地板上，或是在伸出的腿內側，放置一個障礙物。
- 如果腿筋繃緊，請保持膝蓋略微彎曲。
- 你也可以在伸出的腳上，利用長毛巾或是瑜伽繩，根據最容易接近的方式握住一端或兩端。
- 如果脖子不舒服，請凝視正前方的地板。在下面手的手肘下方，放瑜伽磚或是抱枕支撐，再用手掌支撐頭部。
- 如果想加強腿部內側的伸展，也可以將雙腿都伸直向外。

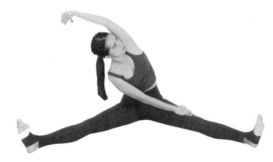

快樂嬰兒式 | 35

Happy Baby

詳見 125 頁

促進腸胃蠕動，改善便秘

每天都有排便就不算便秘？好像從年輕的時候就兩天排便一次，已經好多年了，這樣是正常？其實，這些都屬於便秘——排便間隔的時間延長、糞便乾硬難出、排便不暢，解不乾淨。現代人的作息不正常，生活步調緊湊，可能壓縮掉可以好好排便的時間，便秘儼然成為文明病之一。有時候，一旦錯過想排便的感覺，今天可能就不再有想排便的機會，久而久之，腸胃蠕動變慢，一天排便一次變成遙不可及的夢想。

當我們交感神經興奮，會抑制腸胃蠕動，這是一個身體保護自己的生理反應。當你遇到危險，情緒緊張，或是誇張一點，你在逃命時，總不能停下來排便吧！如果我們的生活中，

工作、課業壓力大，交感神經持續興奮，就會一直抑制腸胃的蠕動。隨著宿便囤積越來越多，在平時攝取水分又不多時，宿便的水分會被吸收，糞便會變乾、變硬，就算有想上廁所的感覺，也很難上得出來，肛門還會疼痛甚至出血。原因就是除了糞便乾硬以外，還有蠕動變慢，腸子無力將糞便推出。內經說：「胃不合，則臥不安。」腸胃道若不舒服、不通暢，會造成睡眠不好。所以，我們先顧好腸胃道的健康，或許身體其他的狀況就能得到改善。

多數人因為工作，在久坐不動的生活方式中，失去了完整的脊柱旋轉。扭轉姿勢將有助於恢復脊柱的自然活動範圍，刺激血液循環，並且深層地按摩腸子，刺激大腸蠕動。無論你喜歡以高強度流動瑜伽或是入門的瑜伽動作編排，甚至修復躺臥方式進行練習，持之以恆，每週至少幾次能夠充分按摩到內臟的扭轉動作，以柔和的姿勢進行，引導有意識地呼吸。

扭轉能改善便秘，平衡肌肉，讓身體對稱，同時可以雕塑身體線條，消除腰間很難減掉的游泳圈，讓它慢慢變小。深度扭轉跟腹肌練習，結合深呼吸，以腹部器官為目標的伸展、按摩、扭轉動作，可以緩解各種消化系統不適（例如：腹脹、便秘），而最好的部分是，更好的消化能力將帶來更多的能量。

四足跪姿扭轉
All-Four Legs Twist Pose

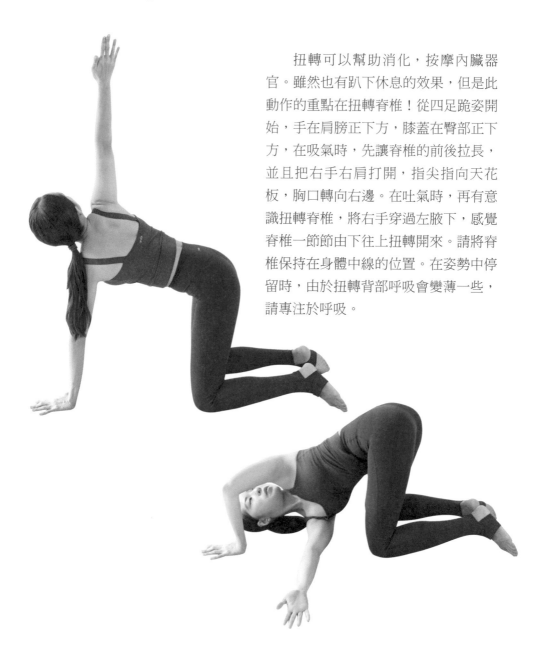

扭轉可以幫助消化，按摩內臟器官。雖然也有趴下休息的效果，但是此動作的重點在扭轉脊椎！從四足跪姿開始，手在肩膀正下方，膝蓋在臀部正下方，在吸氣時，先讓脊椎的前後拉長，並且把右手右肩打開，指尖指向天花板，胸口轉向右邊。在吐氣時，再有意識扭轉脊椎，將右手穿過左腋下，感覺脊椎一節節由下往上扭轉開來。請將脊椎保持在身體中線的位置。在姿勢中停留時，由於扭轉背部呼吸會變薄一些，請專注於呼吸。

貓牛式

Child's Pose

| 36

　　貓牛式與貓牛變化式持續 2 分鐘，經過 16 到 20 次的呼吸，仍然四肢著地，輕輕將肚臍抬起至脊柱，使腹部肌肉活動。吸氣並向前伸直右臂，左腿伸直在身後，保持左大腿內側向天空滾動。呼氣，使右手肘和左膝蓋彼此靠攏，使脊椎變圓，使下巴向胸部靠攏。吸氣並向前伸右臂，向左伸腿。每邊執行 4 到 5 次。嬰兒式 2 分鐘，經過16 到 20 次的呼吸，將雙腳大拇指輕碰在一起，讓雙膝打開，在伸直雙臂的同時，將髖部放回腳跟上方。請在額頭下放一塊毯子，在這裡留些空間。閉上眼睛，深呼吸。

詳見 132 頁

常見問題與改善提示

- 骨盆不為了扭轉而左右擺動。
- 腳勾或是腳背貼地，可依個人身體平衡的感覺靈活調整。

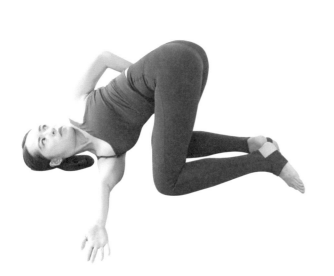

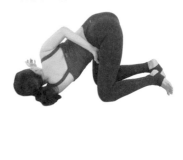

仰臥扭轉
Supine Spinal Twist

　　躺姿抱膝，將右膝蓋向左釋放，再將右臂向右
伸直。若要進行更深的拉伸，請用左手輕輕地將右
膝蓋推向地面，或者將左手放在右腳外側，然後將
腿伸直。只要感覺良好，就可以享受這種深沉又釋
放的扭曲。雙膝蓋抱胸姿勢維持 1 分鐘，經過 8 到
10 次的呼吸，躺在你的背上，將兩個膝蓋拉向胸
部。你可以握住小腿，小手臂或是手。接著輕柔地
左右搖擺，按摩背部和下背部。在玩耍時，將恥骨
向肚臍輕輕捲曲，然後朝墊子向下彎曲，釋放並且
拉長下背部。

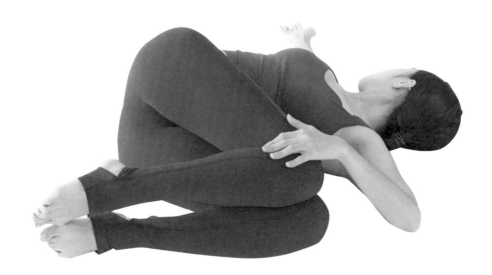

躺姿抱膝扭轉（半氣體釋放姿勢） | 04
Wind Relieving Pose

詳見 35 頁

花環式 | 33
Garland Pose

　　花環式維持 2 分鐘，經過 8 到 10 次的呼吸，蹲下，雙腳稍稍超過臀部的寬度，如果腳跟抬起，就將雙腳牢牢地踩在墊子或是毯子上。雙手放在 Anjali Mudra 中，將上手臂緊貼在大腿內側，將大腿內側擁抱到手臂的後部。向天空吸氣，深呼吸 1 分鐘。如果覺得這種姿勢很有挑戰性，可以從外部旋轉大腿。你會發現腳和膝蓋呈現對角線狀，為你提供更多的空間。

詳見 122 頁

女性經期和更年期護理

以下任何一個問題正困擾著妳，甚至影響到日常生活？經期腰酸嚴重，坐立難安；經痛不適影響生活，或是常常需要服用止痛藥；經期不定；還未進入更年期，經血量卻大幅減少；經血色暗，血塊多且大；在經前或是經行時，情緒起伏大；經血淋漓不盡；在經行或是經期前後，水腫嚴重；經前症候群……

隨著每個月體內賀爾蒙的變化，

女性生理期大約間隔 21 至 35 天。經前症候群的症狀不見得很明顯，但總是讓人覺得困擾。月經要來不來，容易頭痛、疲倦、生氣，胸部脹痛，下肢腫脹，食慾大增，情緒起伏不定，甚至失眠，還有其他說不出來的症狀……等，在月經來了之後，這些症狀緩解甚至消失，然後出現下腹悶痛、抽痛的現象。月而復始，有些女生還需要服用止痛藥，才能繼續工作或是正常生活。

很多女生納悶，以前月經來前不會有任何症狀，頂多下腹有點悶悶脹脹的，怎麼進入職場以後，症狀一一出現，是老了？其實，容易有經前症候群，也通常有這些問題：生活或是工作的壓力很大；容易緊張；少動多坐的生活型態；飲酒或是抽煙過量；過度疲勞；飲食不當，例如嗜冰冷、辛辣重口味；月經週期不規則……以中醫的觀點看，這些人格特質或是生活習慣，會造成肝鬱脾虛的體質。肝藏血、脾統血。肝跟脾的健運與否，大大影響每個月月經來潮的狀況。除了經前症候群以外，有些也會月經血量越來越少，週期不定，劇烈經痛，到了生育年齡甚至無法正常排卵，受孕困難。

從中醫的觀點來看，肝主疏泄。肝主要的功能是疏通全身經絡，維持

氣的運行。氣行則血行，血液的運行，仰賴全身氣機的通暢；氣滯則血停，肝氣鬱滯，疏通不暢，血停不前。

肝藏血。肝具有儲存血液，調節血量的功能，肝氣順暢，肝血充足，月經來時，肝還是有足夠的血量運行至全身各處，不會出現月經不順，乳房脹痛，頭暈頭痛⋯⋯等症狀。

脾主運化，為氣血生化之源。脾主要的功能是將吃進來的食物、營養物質，經由運化吸收，轉成氣血生成的原料。

中醫的觀點為：氣血是維持各個器官能正常運行的基本物質。想要維持正常的活動，必須有充足的氣血當作基礎，包括有正常的月經週期。脾能生血，也能統血。「統血」，讓我們在月經來時，不會一下收攝不住，而在短時間內大量出血。

肝經的循行路徑是從腳的大拇趾往上，沿著小腿內側巡行至大腿的根部及鼠蹊部，然後往內經過生殖器。脾經的循行也由腳的大拇趾出發，循著脛骨後側往上循行，走到鼠蹊部，繼續往上沿著側腹向上循行。

所以瑜伽的重點是「開髖」，不是劈腿，瑜伽的練習不是為了達到某種體位法，而是讓身體由內而外達到平衡。緊繃的髖部，會限制下半身的氣血循環，「開」，是放鬆髖周圍的肌肉、韌帶，減少沾黏，讓氣血的運行更加順暢。

適當的開髖練習，促進血液循環，幫助經血排淨，減緩經期疼痛。髖也是情緒累積的部位，負面情緒累積得越多，髖部越緊繃，若能充分伸展髖關節周圍的肌肉群，更能釋放負面情緒與焦慮。骨盆底肌群的肌力增加，更能強化子宮的收縮能力，改善月經淋漓不盡的窘境！

《內經》提到：「四七，筋骨堅，髮長極，身體盛壯；五七，陽明脈衰，面始焦，髮使墮。」這談到女性一生的生理階段，28 歲是女性生理功能好，氣血旺盛的高峰期，之後生理機能會漸漸地走下坡。走下坡是正常的生理現象，但是可以利用保健與養生減緩消耗，不讓陽明脈衰退太快，特別是足陽明胃經。現在很多女性愛吃冰品，或是吃生菜沙拉減肥，導致腸胃功能不好，子宮虛寒，面容開始憔悴老化，氣血消耗快、生成慢，很早就開始有落髮的現象。

「有諸內必型於諸外」，內在調理好，氣色自然好，許多婦科問題也就不藥而癒！鬆鬆肩、開開胸、活動髖關節！這些適合經期與經前練習的瑜伽體式，提供腹部空間，避免過度扭轉擠壓，而且不會消耗大量的體力帶來荷爾蒙絮亂。

躺姿束腳式（可搭配抱枕）
Reclining Butterfly Pose

刺激腹部器官、卵巢、膀胱和腎臟，刺激心臟並且改善血液循環。伸展大腿內側、腹股溝和膝蓋，幫助緩解輕度抑鬱、焦慮和疲勞，舒緩經期不適，泌尿不適以及疼痛和沈重感，改善坐骨神經痛，幫助緩解更年期症狀。

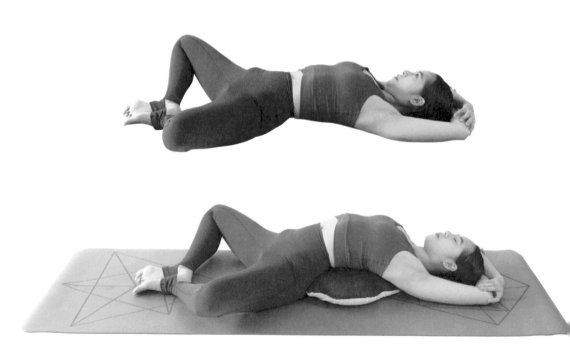

- 如果將膝蓋放低到地板上很困難，背部還變圓，請在坐骨下放一塊毯子，稍微抬高臀部。
- 如果感到腳踝不舒服，坐在毯子上能為你的腳踝提供緩衝。
- 彎曲雙膝並且將腳底放在一起，使腿向兩側釋放，而非將膝蓋向下壓。
- 根據靈活性的不同，你可能無法坐得夠高，導致脊椎無法延伸。在這種情況下，將手放在身後，用手推地面的力量幫助你坐直。
- 在圓背的情況下，建議不要彎腰，因為會給脊椎底部的椎間盤施加壓力。
- 如果你練習多年的束腳式，膝蓋仍然高高在空中，那可能不是靈活性的問題，或許是旋轉角度天生就不同。

鴿式

Pigeon Pose / Eka Pada Rajakapotasana

　　想要提高臀部柔軟度，有些人就立即想到鴿式。這絕對是經典且出色的姿勢，可以深入連接腿和骨盆的肌肉。鴿式能非常有效地開髖與放鬆臀部，它同時覆蓋兩個區域，前腿在外旋中起作用，後腿在適當位置伸展腰肌。鴿式能增加髖關節的靈活性，伸展大腿、腹股溝、背部、梨狀肌和腰大肌。這是工作需要久坐的良藥。它為舒適坐姿和後彎做好準備。

常見問題與改善提示

- 不要塌陷在彎曲膝蓋的臀部上。應該保持兩邊臀部平行，在雙髖之間平均分配重量。如果臀部未觸及地板或是太緊繃，可以在臀部下放置折疊的毯子或是瑜伽枕，以矯正姿勢，得到更舒適的停留品質。
- 如果前彎困難，請在小手臂下方或是前額下方使用瑜伽磚支撐，使你在往前彎時能夠放鬆。

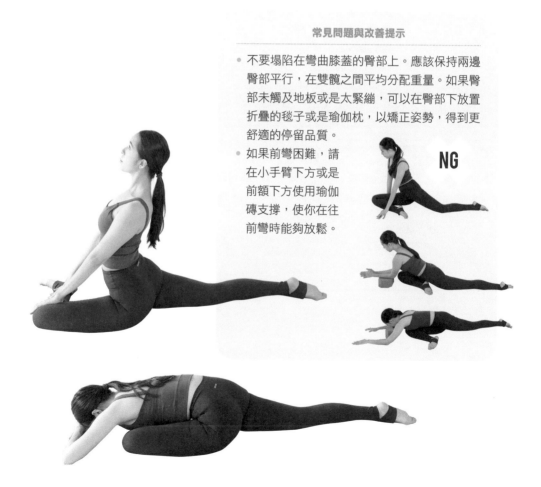

牛面式

Cow Face Pose

| 26

詳見 100 頁

快樂嬰兒式

Happy Baby

| 35

詳見 125 頁

雙鴿式

Double Pigeon Pose

| 07

　　雙鴿是臀部和腹股溝的絕佳伸展方式，也可以伸展臀部和下背部。因此，雙鴿式非常適合跑步者、騎自行車，工作需要久坐的朋友。經常練習此姿勢可以緩解壓力，並且有助於放鬆，使心靈平靜。通常在開髖與臀部的姿勢中，你往往會發現一側比另一側更輕鬆，這是正常的現象，請嘗試在更具挑戰性的一側，多停留幾個呼吸，最終會尋得身體的平衡。

詳見 40 頁

常見問題與改善提示

- 如果將雙腿疊放起來有挑戰性，請隨意將一條腿放在彎曲腿前面的地面上（小腿交叉）。
- 如果雙腿堆疊在一起，但是上面的膝蓋高高在上，可以在膝蓋下方墊毯子或是瑜伽磚。
- 如果感覺呼吸從緩慢而穩定變為短而淺的狀態，或者眉頭開始皺起，告訴自己：當你越能放鬆姿勢並且柔化體驗，越多的膨脹將發生在身體的結締組織中，你將得到更多更深層的舒緩。

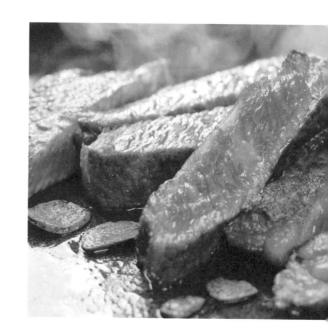

經期飲食 —— 忌生冷，選擇鐵質含量高食物

清燉牛肉湯

材料

牛肉片、薑絲

作法

1. 將薑片切絲備用，量依自己喜好決定。
2. 水滾後，放入牛肉片以及薑絲，
   牛肉七分熟後，即可關火，加鹽。

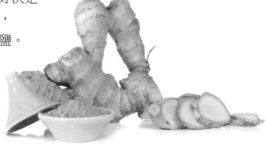

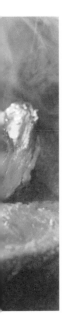
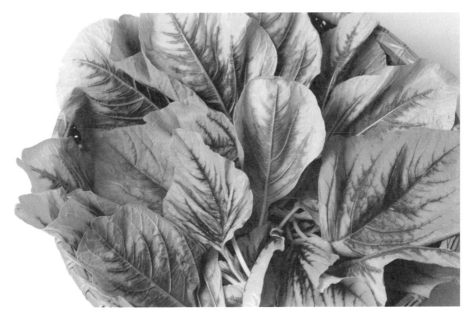

酸菜豬血湯

材料

酸菜、豬血、薑絲

作法

1. 酸菜洗淨，如果怕太鹹，可以稍微泡水，去鹽。
2. 豬血洗淨，切塊備用。
3. 水滾，依序放入豬血、酸菜，最後加入薑絲即可。
4. 因為酸菜本身就有鹹度，所以鹽就不一定要加。

莧菜蛋花湯

材料

莧菜、雞蛋、海帶芽

作法

1. 莧菜洗淨，切段備用，但打成蛋花備用。
2. 水滾後先將莧菜煮熟後，加入海帶芽。
3. 等水滾後，把蛋花均勻倒入鍋中，關火。
4. 再加入鹽即白胡椒調味，攪拌均勻後即可。

排水
消腫

　　下半身好重喔！中午過後覺得小腿變脹，鞋子越來越緊，有些人小腿緊繃到一活動就有快要抽筋的感覺。我到底是水腫還是變胖？大腿越來越粗，感覺雙腿之間的空隙變小，甚至走路時大腿內側的皮膚會互相摩擦。以中醫的角度看，這些症狀可能是因為體內濕氣太重。容易疲倦，就算睡足 6 到 8 個小時，也沒有睡飽的感覺，起床沒有神清氣爽，反而身重難下床，其實也跟濕氣太重有關係。

　　中醫認為：「脾主濕」。脾胃互為表裡臟腑關係。脾胃功能不好，容易導致體內津液運化不良，水濕排出不利，慢慢累積在體內，產生水腫。

脾胃功能變得不好，和飲食習慣有密切的關係。吃太多生冷的食物，三餐不定時不定量，不吃早餐，重油重鹹，飲酒不節制……等，都是傷害脾胃的行為。另外，水份攝取不足也容易造成水腫。水喝得少，排尿少，身體內的水份無法排出體外，只能留在體內，水分滲透到皮膚肌肉之間，就出現水腫的症狀！濕氣重，最顯而易見的症狀就是下肢水腫、體重增加，還容易出現皮膚癢、頭暈、頭重、頭脹……等。

我們先養成良好的飲食習慣，不食過量，也不過度飢餓，然後，細嚼慢嚥。如果真的沒時間好好吃飯，就選擇好消化、好咀嚼的食物，一次不要吃太多，寧可以少量的食物墊墊胃，不要一下子就給胃承受過多沒有好好咀嚼過的食物。而水份的攝取，要平均分布在一整天內，尤其是容易胃酸逆流的朋友，不適合一口氣灌一大杯水，以免反胃，甚至刺激胃酸逆流發作。請準備一杯水，隨時想到就喝一口，不要等到口渴才開始灌水。有一些瑜伽特別著重在下肢的練習，包含肌力訓練跟拉筋伸展，維持肌肉的彈性。水的特性是往下流，會慢慢累積在下半身，所以我們需要肌肉收縮的幫忙，將水分帶回至心臟，完成循環！

英雄三

Warrior III / Virabhadrasana III

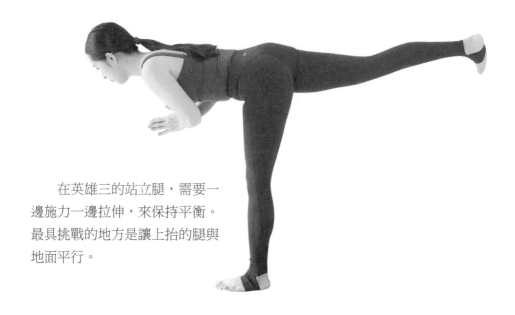

　　在英雄三的站立腿，需要一
邊施力一邊拉伸，來保持平衡。
最具挑戰的地方是讓上抬的腿與
地面平行。

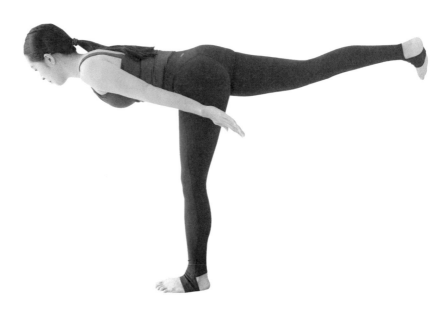

- 在英雄三最容易保持平衡的作法是，讓雙手往左右兩邊打開像小飛機，如果想要多一點點挑戰，可以讓雙手往前延伸在耳朵兩側。
- 在剛開始練習時，因為大腿的力量還不夠穩定，無法支撐身體的全部重量，很容易站不穩而跌倒，這時候，我們可以試著將站立的腳，微微彎曲，將重心降低一些，會更容易找到平衡。

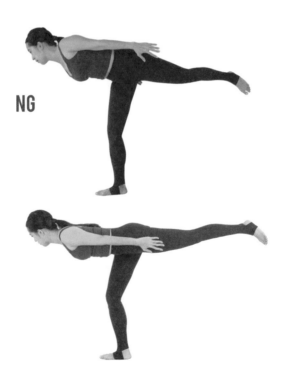

船式
Boat Pose

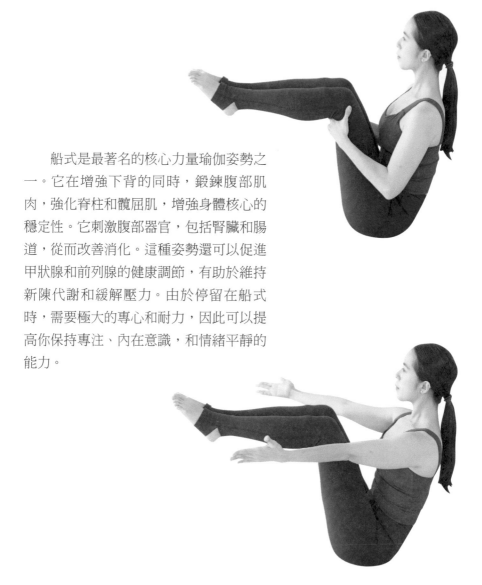

　　船式是最著名的核心力量瑜伽姿勢之一。它在增強下背的同時，鍛鍊腹部肌肉，強化脊柱和髖屈肌，增強身體核心的穩定性。它刺激腹部器官，包括腎臟和腸道，從而改善消化。這種姿勢還可以促進甲狀腺和前列腺的健康調節，有助於維持新陳代謝和緩解壓力。由於停留在船式時，需要極大的專心和耐力，因此可以提高你保持專注、內在意識，和情緒平靜的能力。

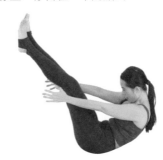

- 如果你不熟悉此姿勢的力量掌握，請保持膝蓋彎曲，然後將手放在背後的地板上，手指尖指向臀部，以增強力量。隨著力量的增強，你可以將雙手扣緊大腿外側。最終，你可以將雙手伸直放置於身體兩側。
- 如果腿筋緊繃，可能很難伸直腿。請保持膝蓋彎曲，先增強核心力量，停留在一半的船式。
- 保持脊椎延伸比伸直腿更重要，如果你必須駝背才能把腳打直，請先彎膝蓋，停留在一半的船式。

NG

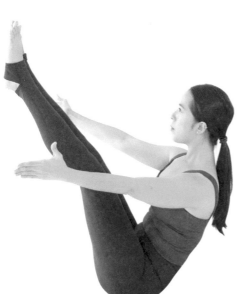

Chapter 4

強化鍛鍊肌群，做好平日保養，避免疾病上身

以人體肌肉解剖學的觀點來說，我們在做每一個動作時，每條肌肉都有作用肌（主運動肌）及反作用肌（拮抗肌）。若是拮抗肌的柔軟度比較好，作用肌作用起來就不用花太大的力氣對抗拮抗肌，運動起來就不會那麼費力，也可以減少過度用力導致肌肉拉傷的機會。

很多人以為瑜伽是一個完全的柔軟度運動，實際上它需要很多肌肉力量的參與。筋骨僵硬的人更要練習伸展，不然肌肉只會越來越緊繃！

此章節經過系統設計，為了通過安全、高效率和聰明的方式，將你的靈活度和穩定性奠定平衡基礎，達到身體與內心真正的柔軟。你將對自己的身體有更深入的了解。你將會學習如何利用已經存在，但是沒有有效利用的肌肉，增強力量並且擁有進階體位法的觀念。

同時，藉由呼吸、觀察與釋放的過程，減輕身體的疼痛和緊張感，放鬆身體情緒並且挖掘自己內在的新空間。此章節以流動課程中的重點動作，著重安全對齊，注意呼吸品質，並且協助你逐步發展更大的靈活性、力量與平衡。

讓我們像水一般的流動，我們身體多達 60% 是水，水存在於我們所有的組織中。在體式練習中，溫和流動有助於改變我們的身體和思想的僵硬。在關注姿勢之間的過渡時，我們的意識包含寧靜需要的質量。在你的練習中溫和流動，請通過彎曲而不是直線，以側彎、流暢的扭轉，以及姿勢之間的無縫過渡來體現形狀，這意味著你不會在姿勢之間感到困難，也幾乎不會執著於單一個姿勢。

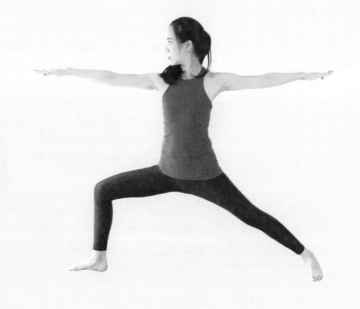

頸部及上背肌群：
烏龜頸、落枕、膏肓痛

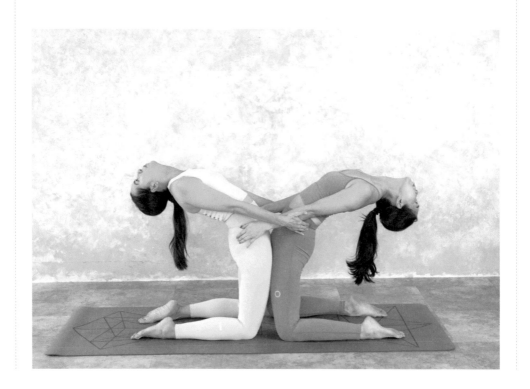

頸椎前傾是造成頸部上背不舒服的起始原因。正常來說，我們頭的正中心應該要在脖子的正上方，頭頂正中間應該會跟頸椎第一節，以及身體的中線，連成一條直線，但是頸椎前傾的朋友，頭部正中心會跑到脖子的斜前方，也就是這條直線的前方。此時，頸椎會承受比正常姿勢三倍之多的壓力。當頸椎無法承受如此的重擔，就會出現駝背、烏龜頸、肩胛骨外翻⋯⋯等。這些都是身體出現的代償現象，上背肌肉或是組織增厚，來分擔頸椎的負擔。

體態走樣。長時間的肌肉緊繃，拉扯到頸椎，還可能壓迫神經或是增生骨刺，出現頭痛、頭暈、手麻的症狀。為了避免這種不良體態與症狀，我們必須訓練頸部虛弱的肌肉，並且放鬆長期緊繃的部位。在一天中，至少練習一次，甚至每天數次。每週練習與習慣相反姿勢，是消除緊繃的最佳方法。

你可以舒緩和增強上背部和頸部的肌群，恢復頸部的血液循環，並且提醒背部和腹部保持工作，以維持脊椎原有的弧度。由於工作和社會責任感，你可能無法經常拔下插頭，或是放下手邊的工具，這序列將使你長期使用電子產品的大腦和神經系統安靜下來，規律、重複地練習，允許自己擁有足夠時間關心身體的需要。

兔子式
Rabbit Pose

聽起來相當可愛的兔子式，實際上也是如此迷人！它能喚起童年嬉戲的樂趣，像是要前翻滾一般的彎曲身體，也像是在躲貓貓的時候，刻意把自己無限的縮小！如果你常常發現自己聳肩，兔子式可以拉長脊柱，伸展背部、手臂和肩膀，創造腹部空間，刺激整個脊柱的椎間盤，並且確保正確對齊。

它可以使甲狀腺和甲狀旁腺恢復活力，打開心臟脈輪的後部，幫助你釋放承擔其他人的責任。練習兔子式可以提供等同於頭倒立與肩立式的部分好處，對於需要避免在月經期間倒立，或者只是想要平靜練習的朋友來說是一大福音！讓我們像個孩子一樣，用這種柔和而圓潤的姿勢，將我們與世界的溫柔甜美聯繫起來。

常見問題與改善提示

- 頸部感覺壓力過大。請將肩膀遠離耳朵，進行適當距離的調整，使頭頂位於地板上，而不是後腦勺。
- 頸部感覺壓力過大。可以將毛毯置放於頭頂下方。

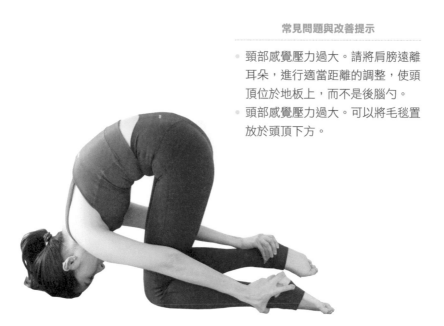

門閂式扭轉
Gate Pose Twist

透過一段時間專注於呼吸，被動地停留在此姿勢，對於放鬆頸部與上背有相當好的效果，是舒緩落枕的良藥！

常見問題與改善提示

- 試著將後腦勺慢慢躺向地板，把下巴遠離胸口，可以獲得更多伸展。
- 膝蓋與腳跟要放在同一條線上，保持骨盆正位，扭轉時屁股不要歪一邊。
- 如果感覺肩膀無法放在地板上，請將肩膀與腳的距離拉開，讓肚子遠離大腿。

金剛坐姿 | 23
頸部伸展
Neck Side Extension in Diamond Pose
詳見 92 頁

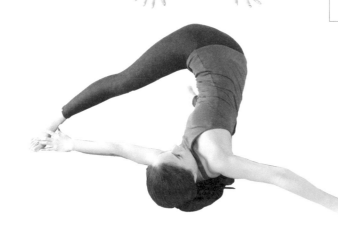

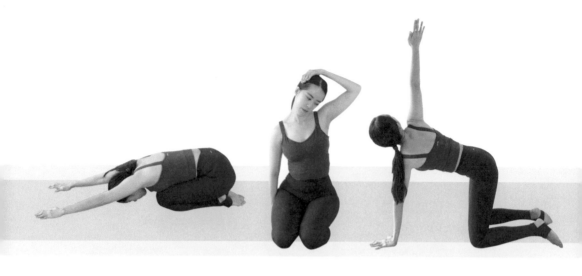

1 嬰兒式
P. 82

2 金剛坐姿
頸部伸展
P. 92

3 四足跪姿
扭轉
P. 158

▶▶

頸部及上背肌群 的
瑜伽序列練習

12 嬰兒式
P. 82

11 兔子式
P. 180

10 駱駝式
P. 188

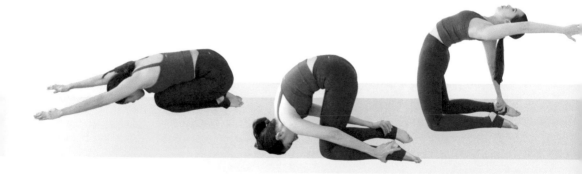

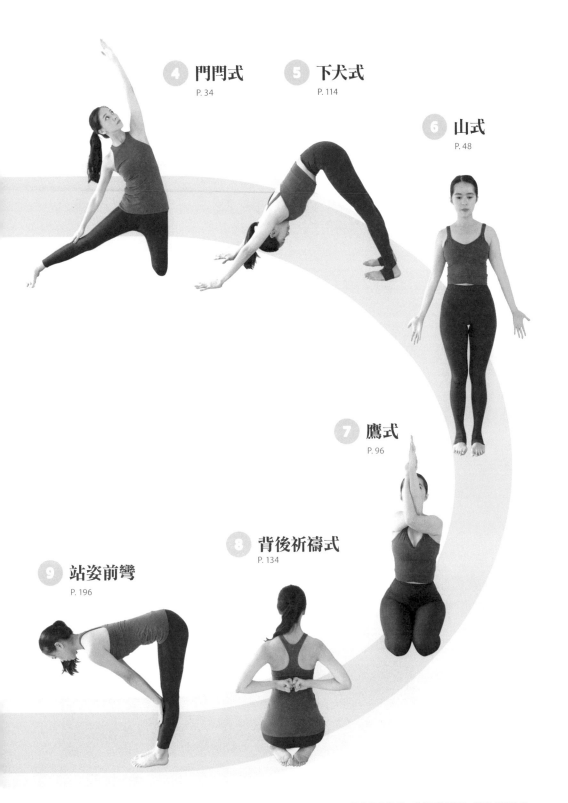

4 門閂式
P. 34

5 下犬式
P. 114

6 山式
P. 48

7 鷹式
P. 96

8 背後祈禱式
P. 134

9 站姿前彎
P. 196

肩部及上肢肌群：

手麻、肩周關節炎（五十肩）、**媽媽手、腕隧道症候群**

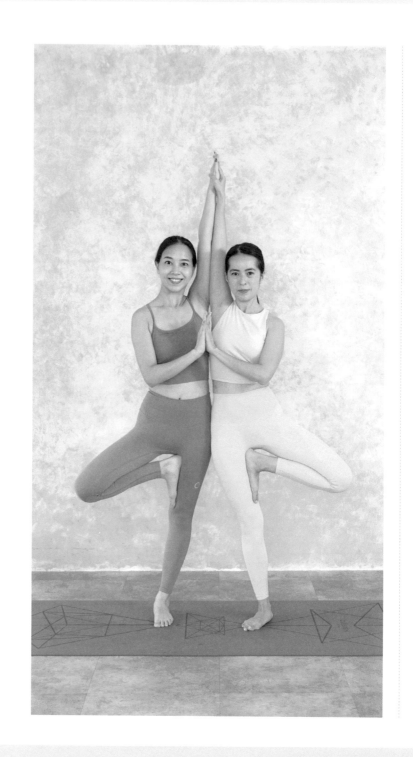

手會麻的來源除了頸椎長骨刺以外，常見的原因還有肩膀周圍肌肉緊繃壓迫到神經。手在早上剛起床時，麻得比較明顯，在症狀輕時，可能稍微活動，或是身體暖和後，手麻就能消失，在症狀嚴重時，手麻的感覺可能就存在一整天。如果肩關節周圍的肌肉韌帶持續緊繃，每天都不得緩解，緊繃的肌肉與韌帶特別容易受傷，尤其是體力、勞力工作者，天天反覆使用，長期的慢性發炎，久而久之肌肉可能開始僵硬、疼痛，活動不利或是手臂無力。有時候疼痛會放射至頸部或是上背，甚至造成周圍肌肉的萎縮，除了物理治療、針灸以外，最有效的方法是肩部的自我鍛鍊，包括伸展修復以及周圍肌群的肌力訓練。

　　請注意，在自我鍛鍊以前，必須先由專科醫師檢查確定不是其他的問題，導致肩膀疼痛才能開始，像是肌腱撕裂或是肩關節骨刺……等，這種狀況加上自我訓練會使病況加重。另外，我們的手腕會大量且重複地運動，這意味著妥善護理手腕，避免手腕疼痛和傷害尤為重要。多數的慢性疼痛來自於過度使用，打電腦、使用滑鼠、抱嬰兒、拿筆寫字、打掃或是做其他的家務……等。鬆鬆肩膀與手腕，放下高聳的肩頭，訓練手臂的力量，分擔手腕的壓力。

桌子式
Reverse Table Top Pose

　　長時間待在書桌前學習與辦公，現代生活傾向使我們向前彎曲，身體的前側變得緊繃，肩膀也變得緊張。長時間使用滑鼠或是搬重物，容易使手腕關節緊繃疼痛，活動度下降。桌子式有一個很好的反作用，預防媽媽手或是腕隧道症候群，也打開身體的前側，打開心臟，為身體提供更多的生命空間。有時候，針對開胸的後彎可能太過強烈，桌子式成為帶來相同好處的絕佳選擇。它伸展身體的前側和肩膀，增強手臂、手腕、腿部並且增強核心。

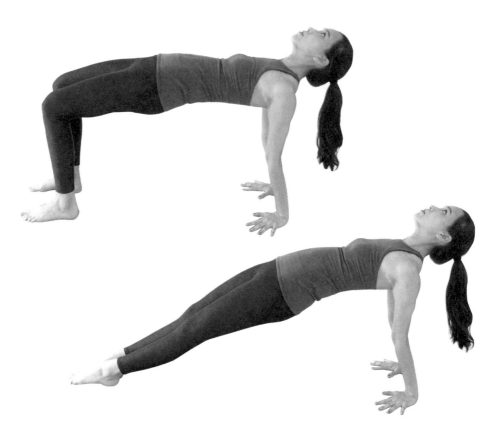

常見問題與改善提示

- 如果手腕已經會麻會痛,在練習這個姿勢時,臀部下面可以墊高,坐一個磚或是抱枕,臀部稍微離開一公分,也不要停留太久。當手腕彎曲 90 度,手腕上的壓力可能會很大,這時候手肘可以微微地彎曲。
- 頸部在有任何問題或是疼痛時,請保持頸部中立或是使下巴更靠近胸部。不要將頭向後掉落。

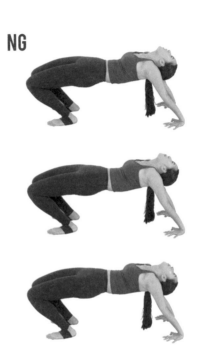

四足跪姿扭轉 | 46
All-Four Legs Twist Pose

詳見 158 頁

駱駝式
Camel pose

　　駱駝式主要在幫助我們打開身體的前側。在胸腔擴張的同時，強健胸部肌肉，防止乳房下垂，並且讓脊椎充分拉長，增加柔軟度，矯正駝背。如果常常腰痠背痛，可以透過此式按摩到腰部，進而柔軟腰部肌群而得到舒緩。伸展腹部對所有的內臟器官都有助益，可以緩解便秘困擾。所有的後彎體式都有著讓人開心的效果，對於心情鬱悶和昏昏欲睡是一帖立即見效的良藥！

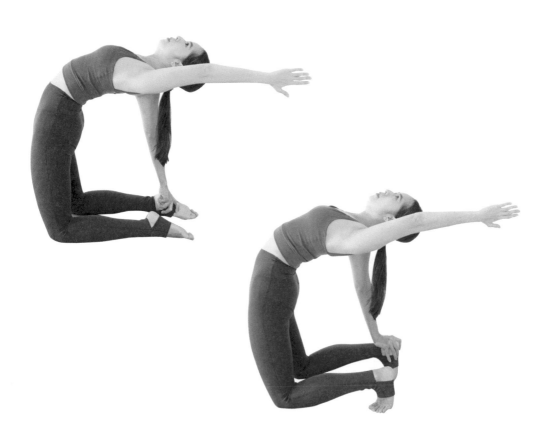

- 只把注意力放在手碰不碰得到腳。在進入這個姿勢的時候，請先確認雙膝與髖同寬，提醒自己胸往上推，脊椎拉長不要壓縮到下背部，骨盆前推，收肚子，大腿前側出力，想像臀部和膝蓋呈一直線。
- 在頭部後仰放鬆時，如果感覺頸部有壓力，可以將下巴收向鎖骨，讓頭頸呈現自然狀態。
- 膝蓋跪地會痛的朋友，可以用毛毯或是墊子，墊著膝蓋來進行。
- 柔軟度要慢慢練習，碰不到腳可以先扶在髖部，也可以放兩塊瑜伽磚，或是腳趾踩地輔助，有一天我們的後彎加深了，腳背就能平貼地面。
- 想要更強化手臂的伸展？將一手扶在髖，穩定下半身，另一手伸直掌心，朝外往後畫大圈，多畫幾圈以後，試著摸向腳跟。

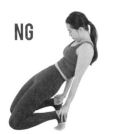 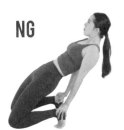 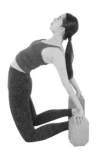

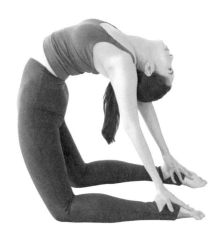

弓式

Bow pose

　　弓式是瑜伽後彎練習中相當常見的姿勢，可以深深打開胸部和身體前側。如果你花了一整天的時間彎腰坐在電腦前面，或者進行向前的運動，例如：游泳、騎自行車、打高爾夫球，向後彎曲是恢復平衡的自然方法！除了伸展整個身體的前側，同時也增強背部的每一塊肌肉，可以改善脊柱的柔韌性。此外，讓人心胸開闊的弓式，對於腹部、股四頭肌、腳踝、腹股溝、髖屈肌和喉嚨的鍛鍊都相當有幫助！可以使身體、思想和精神充滿活力，還可以緩解疲勞、壓力和焦慮！

常見問題與改善提示

- 膝蓋盡量保持與臀部同寬，不要讓膝蓋向外張開超過臀部，這樣會壓縮到腰。
- 將後彎均勻分佈在上背部，中背部和下背部。
- 如果恥骨與地面接觸感覺不舒服，可以墊一塊毯子。

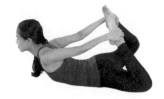

NG

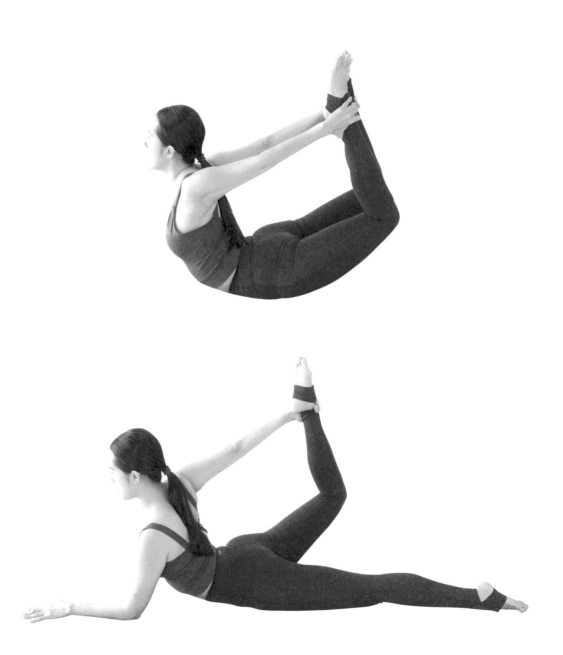

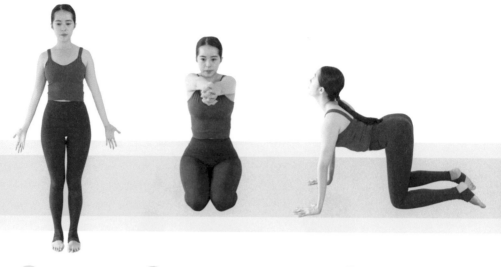

1 山式
P. 49

2 手臂手腕旋轉
P. 94

3 貓牛式
P. 132

▶▶

肩部及上肢肌群 的
瑜伽序列練習

12 趴著雙手交叉在胸口
下巴扣緊上手臂
P. 56

11 被動手臂拉伸
P. 88

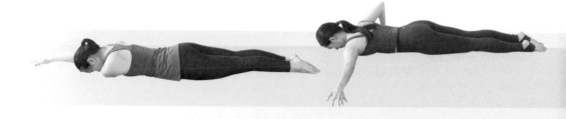

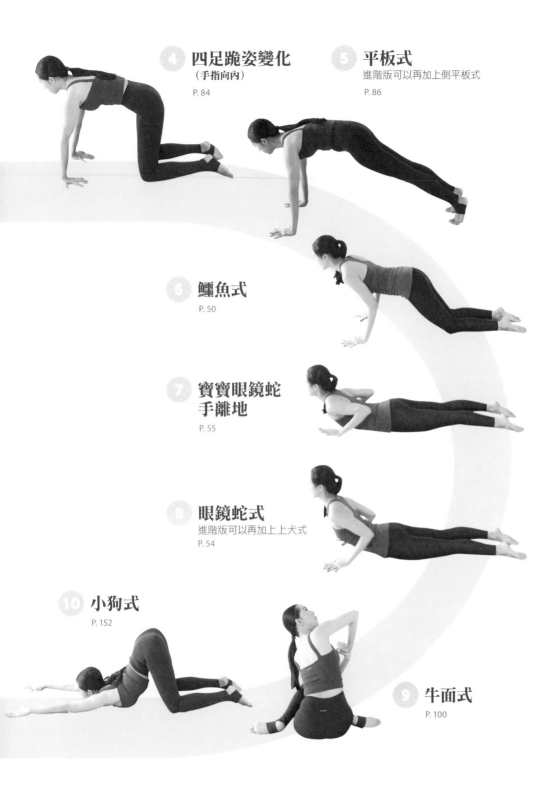

4 四足跪姿變化
（手指向內）
P. 84

5 平板式
進階版可以再加上側平板式
P. 86

6 鱷魚式
P. 50

7 寶寶眼鏡蛇
手離地
P. 55

8 眼鏡蛇式
進階版可以再加上上犬式
P. 54

10 小狗式
P. 152

9 牛面式
P. 100

下背以及核心肌群：
下背酸痛、椎間盤突出、坐骨神經痛

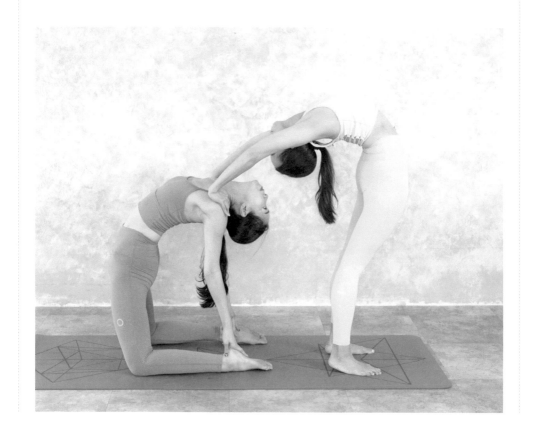

每個人幾乎都有下背痠痛（俗稱腰痛）的經驗，症狀輕者貼貼痠痛貼布就可以改善，重者則坐立難安。下背部以及髖部承載我們上半身所有的重量，除了脊椎的支撐外，還要靠下背肌肉群幫忙，不然經過幾十年的負重，或是因為工作的關係必須久站者，脊椎很快就會出問題，像是椎間盤突出、退化性關節炎……等。

下背痠痛最常見的原因就是下背肌力不足，無法有效分擔脊椎的負擔。長時間壓迫，肌肉血液循環不良，無法代謝負重堆積的乳酸，長期下來，肌肉失去彈性，肌肉容易拉傷，就是俗稱的閃到腰，下背痠痛自此就反覆發作。

預防下背痛：

- 良好的姿勢與工作習慣，一個姿勢不維持太久。
- 避免體重過重，減少下背部的壓迫與負重。
- 運動及瑜伽練習，訓練下背肌力與腹部肌群。

改善下背痛：

- 熱敷整個下背肌。
- 伸展運動：試著前彎、扭轉下背。
- 躺著將大浴巾捲成筒狀或是瑜伽枕，墊在下背。
- 針灸治療。
- 瑜伽練習。

站姿前彎
Standing Forward Bend

　　作為拜日式序列中的一部分，是瑜伽練習中最常出現的動作之一。它將充分喚醒你的雙腿，包含伸展大腿、小腿和臀部，同時強化大腿和膝蓋，改善頭痛、失眠與消化，並且鎮靜大腦，減少疲勞和焦慮，舒緩你的思想，透過前彎找到謙卑。

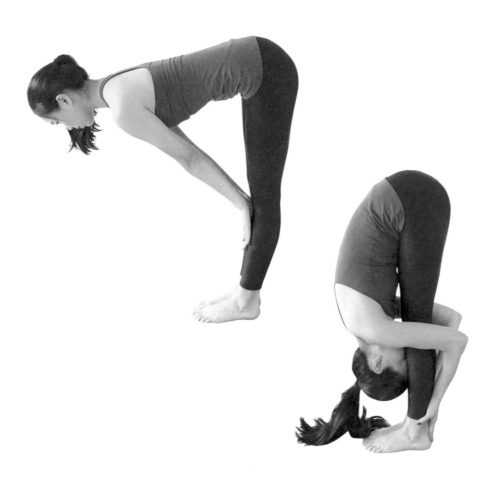

常見問題與改善提示

- 確保向前折疊的起源來自於骨盆，加深臀腿部，而不是折腰！要增加腿後側的伸展，請稍微彎曲膝蓋，可以確實避免腰部不舒服。
- 請注意，不要將膝蓋向後鎖死來拉直膝蓋！如果覺得還有空間想要加深，可以在每一次吐氣時，將大腿頂部向後推、向上提，將腳後跟往下踩，然後再次拉直膝蓋。
- 站不穩可以將雙腳稍微分開，改以較舒適的距離練習。
- 如果身體過於緊繃，可以在前彎時，將手肘互抱自然垂放，輕輕左右搖晃，讓後背與腿慢慢甦醒。
- 想要多一點變化？將雙手的食指、中指與大拇指，圈住雙腳的大拇指，向前彎時，將手肘彎曲往左右打開加深，或是雙手掌心朝上踩在雙腳腳底板下。

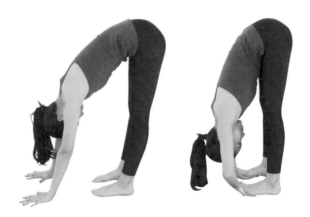

半魚王式
Half Lord of the Fishes Pose

能按摩腹部器官，包括肝臟和腎臟，伸展肩膀、刺激大腦，緩解輕度背痛和臀部疼痛，加強和伸展脊柱，並且緩解壓力及恢復身體、思想和精神的平衡，為你帶來清潔、清新、精力充沛，並煥發活力的感受！在嘗試任何扭轉姿勢之前，必須正確進行熱身：想像要擰乾一塊乾燥的海綿，你應該就能理解。請準備一些溫和的體式活絡脊椎，例如貓牛式，為你的扭轉做好準備。

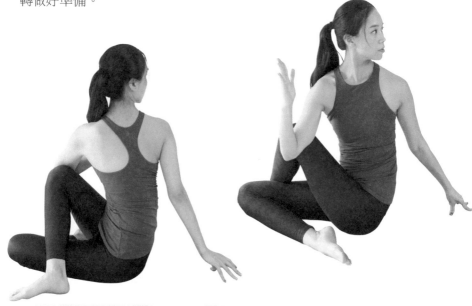

常見問題與改善提示

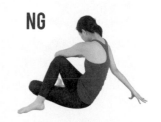

NG

- 初學者在彎曲膝蓋後，通常很難保持直挺，骨盆傾向於向後下沉，而使背部變圓，並且可能導致背部疼痛。要抵消這個問題，並且使骨盆保持在中立位置，請坐在厚毯上。
- 吸氣以拉長脊椎，吐氣輕輕旋轉至更深。讓你的頭部，成為身體轉彎時的最後一部分。

躺姿抱膝滾背
Rolling Spain

　　雙膝蓋抱胸姿勢 1 分鐘，8 到 10 次的呼吸，躺在你的背上，將兩個膝蓋拉向胸部。你可以握住小腿，小手臂或是手。輕柔地左右搖擺，按摩背部和下背部，感覺脊椎附近的肌肉得到舒緩。在玩耍時，將恥骨向肚臍輕輕捲曲，然後朝墊子向下彎曲，以釋放並且拉長下背部。接著，前後滾一滾背，感受後背部不同區域的放鬆。

常見問題與改善提示

- 若是在滾背時，尾椎骨碰觸到地板會疼痛，可以在尾椎下方墊一條小毛巾。

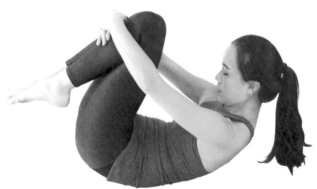

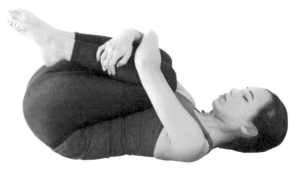

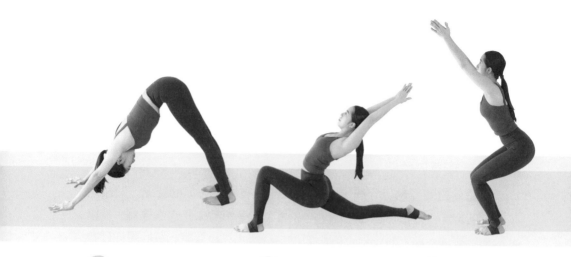

1 **下犬式**
P. 114

2 **新月式**
P. 62

3 **座椅式**
進階版本可以再加上
扭轉座椅式

P. 112

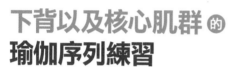

下背以及核心肌群 的
瑜伽序列練習

如果核心力量不足，可能導致下背部產生問題，或是姿勢不良以及呼吸和
消化功能受損。請使用此序列增強你的核心力量！這不僅與腹肌有關，更
會按摩並刺激腹部器官。當我們能與我們的中心建立連繫，我們在各個方
面都將變得更加強大！擁有堅強的核心，意味著更熟悉自己，也更健康地
進行決策和選擇，以及更加明確的信念和價值觀。

13 **躺姿**
抱膝滾背
P. 199

12 **橋式**
P. 123

11 **船式**
P. 174

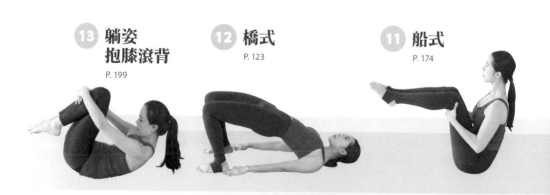

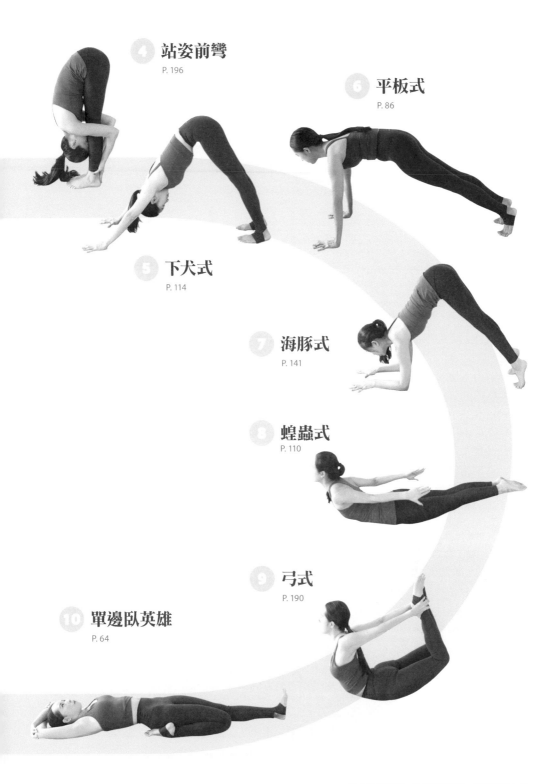

4 站姿前彎
P. 196

6 平板式
P. 86

5 下犬式
P. 114

7 海豚式
P. 141

8 蝗蟲式
P. 110

9 弓式
P. 190

10 單邊臥英雄
P. 64

臀部、下肢以及骨盆肌群：
退化性關節炎、靜脈曲張、
足底筋膜炎

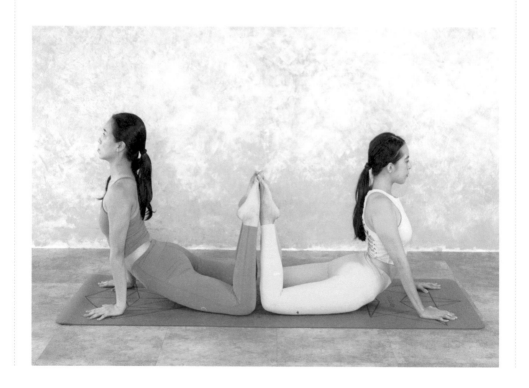

我們每天行走、站立都仰賴腿，腿擁有許多神經、肌肉、血管，卻離心臟最遠，所以當腿部肌肉無力，就無法有效地將血液送回心臟。尤其現代人的工作型態，常常久坐少走，長期累積下來容易造成小腿腫脹，甚至靜脈曲張。大腿的肌肉無力，將無法幫助骨頭分擔身體的重量，因而增加膝蓋的負擔與摩擦，等到過度使用或是年紀大了，就有膝蓋退化導致膝蓋痛的問題！然而，腿部的循環好，能讓全身氣血運送順暢，人就會有好氣色！所以腿部肌力訓練很重要，腿是第二個心臟！除了走路之外，更需要有效訓練大腿的肌力，分擔膝蓋的壓力！

早上起來下床的第一步，或者待在辦公室一整天久坐，長時間站著工作，覺得小腿腫脹不舒服，起身走動的第一步，啊！腳跟處有如觸電般或是針刺的疼痛，稍微走動一下疼痛才能稍微緩解，這就是足底筋膜炎。腳掌，承受了我們身體所有的重量，但是腳掌的組成並沒有大塊的肌肉群，而是由骨頭以及包覆在外面的韌帶與肌腱來支撐，此外，位於腳底的足底筋膜也扮演著重要角色。

足底筋膜每天承受重量，或多或少都會有點破損或是小裂傷，但是良好的血液循環，可以將血液中的養分送進足底筋膜，幫忙筋膜的修復，並且帶走發炎的組織液。隨著年齡的增長，身體自然的老化，或是久坐缺乏運動的年輕人，下肢肌肉群肌力不足，無法幫忙分擔腳掌承受體重，導致足底筋膜承受過多的壓力，久而久之，足底筋膜產生纖維化，血液難以進入修復受損的足底筋膜。

運動過度，從事足部衝擊力大的運動，時常跳且重重落地的排球、籃球，常搬重物者，肥胖，使肌肉、肌腱以及韌帶不堪負荷，足底筋膜必須承受多餘的衝擊力，這樣的情況，容易造成足底筋膜的受損速度比修復的速度來得快，而發生足底筋膜炎。

除了運動不過度，選擇適當的鞋子，維持理想體重，減少提重物，我們可以適當地做一些下肢以及足部的肌力訓練，以及拉筋延展舒緩肌肉與足底筋膜。

英雄二
Warrior II

　　帥氣的瑜伽基礎站姿，可以幫助強化和伸展大腿、小腿及腳踝，加強肩膀和手臂以及背部的肌肉。相較於英雄一，英雄二在課堂上更為討喜一些，由於骨盆及脊椎的扭轉動作較小，可以更輕鬆地帶入呼吸，加深動作穩定停留。

　　面對墊子的長邊，將手臂向兩側伸出，手掌朝下，感覺指尖延伸。腿的距離常常令你很猶豫？請試著將腳踩到大約自己的兩個手腕之間的距離，感覺步伐在近一些或是遠一些時，停留在動作裡的穩定度，找到當下最適合你的步伐，後腳的外邊緣與墊子短邊平行。在吸氣時抬起胸，在吐氣時感覺彎曲的前腿充滿力量，並且保持前腿膝蓋與腳踝在同一條線上。嘗試在向雙腳均勻分配重量時，推入後腳的外側邊緣以找到穩定性。

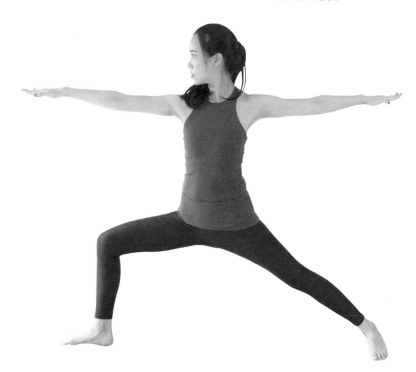

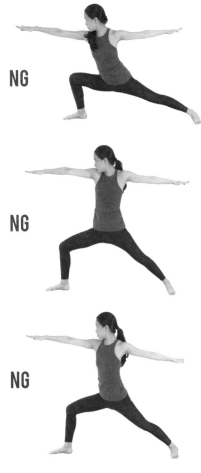

NG

NG

NG

- 屁股往後推出去，身體向前傾。挺起胸，感受開闊的胸背與肩膀，將尾骨捲，嘗試將屁股坐低。
- 不知去向的雙手，以及不知去向的眼神。太多的注意力放在腿部，而忘記在整體姿勢裡，雙手也必須工作，請讓肩膀轉開，手臂延伸，感覺手指尖都在出力，視線看往手指的方向。
- 重量都在前腿。調整雙腿距離，把全身協調的概念帶入，保持前腿膝蓋與腳踝在同一條線上，推入後腳的外側邊緣，將身體帶回到中間。

蜥蜴式
Lizard Pose

　　非常適合用來鍛鍊髖屈肌、大腿後側膕旁肌和大腿前側股四頭肌。將蜥蜴式納入你的日常瑜伽練習中，可以幫助改善髖部的靈活，並且增強腿部肌肉。緩慢而深度的伸展可以幫助緩解疼痛、緊張，並且防止受傷。還有許多精神上的好處，包括：減輕壓力，改善專注力，激發創造力和釋放情感。

常見問題與改善提示

- 如果小手臂還不能落到墊子上，請不要擔心。嘗試在肘部下方放置一個瑜伽磚或是抱枕，開始在臀部發現更多的開放度。
- 如果發現身體歪向一邊，試試向身體中線擁抱，感受力量集中，可以幫助分配姿勢的能量，並且改善歪斜。
- 如果低下頭會很容易胸部塌陷，請稍微抬起下巴，使視線向前保持頭部和頸部與脊椎對齊，可以使身體有更多伸展，而不是收縮。
- 如果想強化更多的腿部鍛鍊，可以將膝蓋離開地板打直腿，想像後腳跟踢往一面假想的牆上。

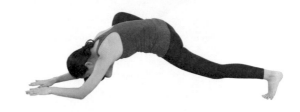

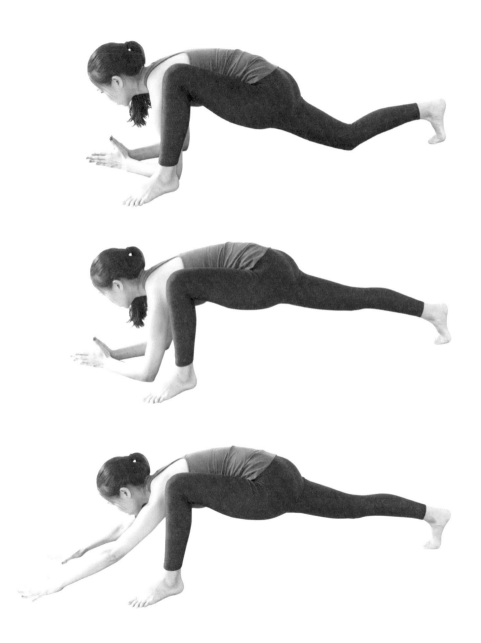

側角式

Extended Side Angle Pose

　　增強雙腿，膝蓋和腳踝的力量，伸展臀部肌肉，並且強化核心，有助於穩定脊柱，如果你的肩膀或是背部僵硬，這可能會很有用。

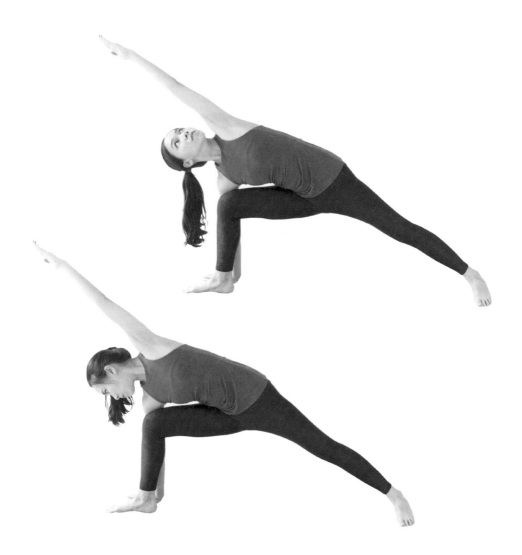

常見問題與改善提示

- 膝蓋在腳踝前，會增加膝蓋的壓力。請嘗試使膝蓋與腳跟對齊。調整你的步距，使其更寬以適應這種情況，或是少一點彎曲你的腿。

- 膝蓋向內倒，這會給膝蓋關節造成壓力。如果臀部緊繃，則可能發生這種情況。建議在手底下墊一塊磚，讓膝蓋回到腳跟的正上方。

- 下面的手應該給你一點支撐，但應該是少量。進行調整，使體重大部分落在腿上。

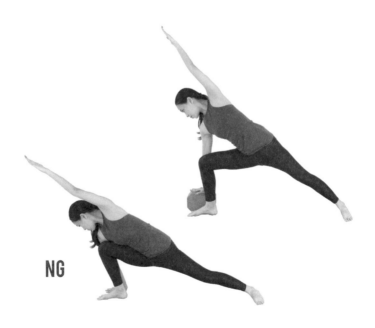

加強側伸展式
Intense Side Stretch Pose

　　某些瑜伽姿勢可能會引起強烈的心緒波動。這很可能是一個在照片中看起來很舒服的姿勢，其實是幻覺，這姿勢非常激烈，所以它被命名為加強側伸展式！嘗試一下，你一定會感覺到腿筋在尖叫！加強側伸展式能緩解腿部和臀部的緊張和僵硬，對於大腿後側肌肉、小腿後側肌肉、腓腸肌（小腿後方的一塊大肌肉）和比目魚肌（小腿後面的一塊扁平肌肉），都有非常好的拉展效果，並且使髖關節和脊柱更富有彈性！

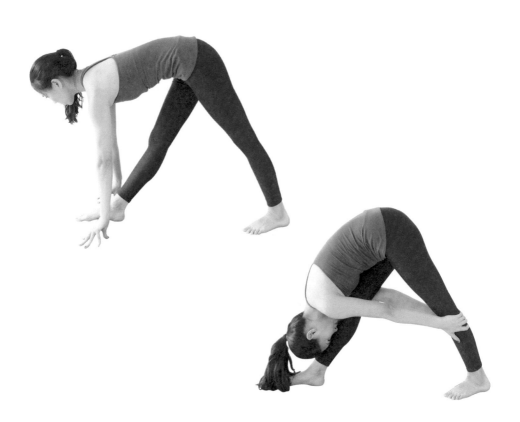

- 骨盆一邊高一邊低，沒有在正位上。
- 拱背（頭太急著要去碰腳）。絕對不要急著低頭，眼睛看向斜前方地板，在前彎的過程中保持背平，脊椎筆直拉長，肚子收，維持雙腿力量不放掉。
- 基本上是前腳跟與後腳跟呈一直線，但是在柔軟度更好的狀態下，可以前腳跟對後足弓。
- 進階版本：雙手在背後互握手肘；雙手合掌背後祈禱手。
- 想要小腿有更多伸展？將腳跟留在地面，勾起你的腳掌。或是將腳掌踩在厚書本上，腳跟放置於地面。

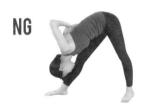 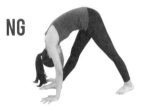

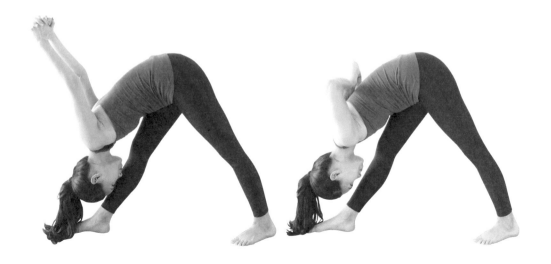

單腿坐姿前彎

Head-to-Knee Forward Bend

　　看起來很簡單，但是結合向
前折疊、扭轉，和側身伸展的元
素。頭碰膝蓋的姿勢可以伸展臀
部、大小腿後側肌肉和腹股溝，
同時按摩刺激內臟。

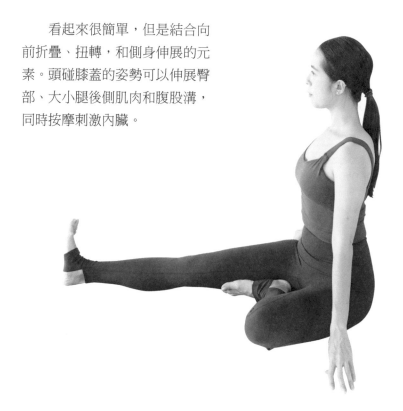

常見問題與改善提示

- 如果發現很難使骨盆向前傾斜，請坐在折疊的毯子或是抱枕上，保持脊椎的長度，再慢慢加深前彎。
- 使用長毛巾或是瑜伽繩套在腳掌，保持脊椎的長度，同時向前折疊。
- 彎曲膝蓋，讓肚子貼向大腿，在每一次吐氣時，慢慢將腳跟出力向前踢，並且確實將腳指勾往自己，以伸展更多的腿部。

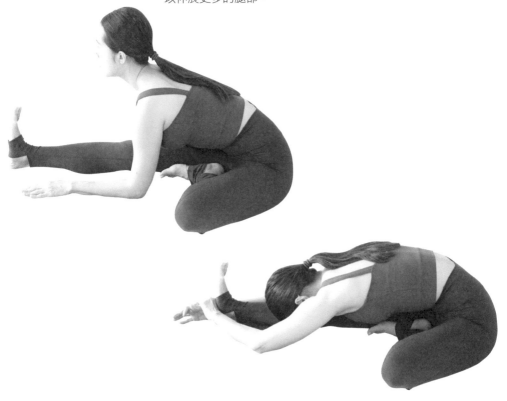

1 山式

站姿臀部延展：從山式上，將右腳踝的外側放在左大腿上方，並且彎曲右腳。前後左右降低臀部，積極地將右膝蓋壓向地板，感受右臀部外側的伸展

P. 48

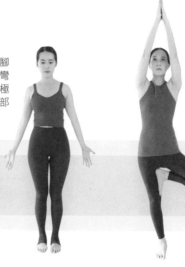

2 樹式

P. 32

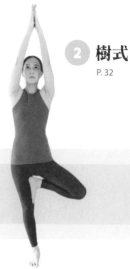

臀部、下肢以及骨盆肌群 的
瑜伽序列練習

臀部當然算是下肢的起點。緊繃的臀部或是臀肌無力也會往下影響整隻腿以及腳掌，髖部則包含骨盆內的有肌群，骨盆肌群的訓練對女性的子宮保健有益，對男性的性功能也有助益！讓我們一起解決問題！充分伸展與釋放，並且訓練下半身的肌肉！快樂的開髖，鍛鍊臀部與下肢，保持髖關節的柔韌性和穩定性，對於下背部的健康，和培養整體自由度以及身體的放鬆至關重要。同時，也能讓你在長時間冥想中舒適地坐著。我們將以站姿進行熱身，增強外側臀部，確保股骨在髖關節中的穩定性和正確定位，釋放下背部的張力，並且拉伸大腿內側。最後，我們將在地板上進行更深的拉伸，幫助釋放被困住的身體，和減緩情感上的緊張與壓力。

12 雙鴿式

P. 40

11 坐姿前彎

P. 116

10 單腿坐姿前彎

P. 212

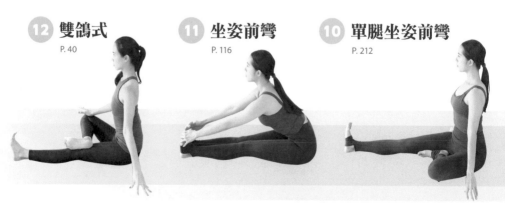

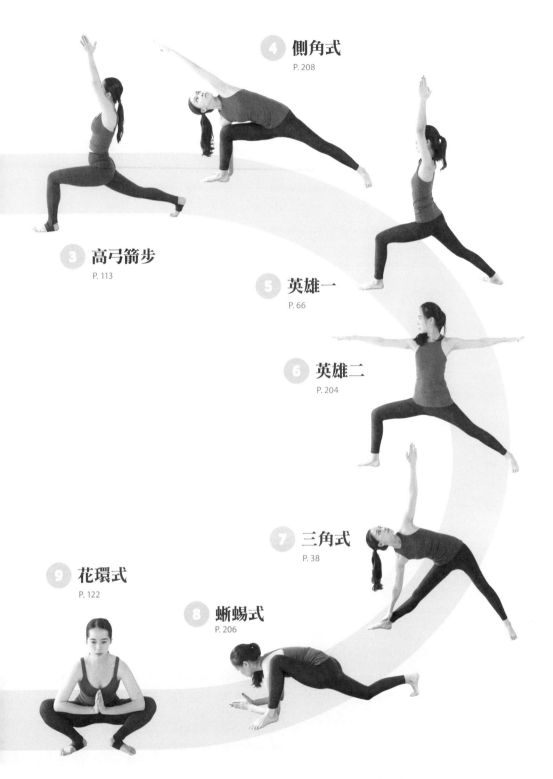

4 側角式
P. 208

3 高弓箭步
P. 113

5 英雄一
P. 66

6 英雄二
P. 204

7 三角式
P. 38

9 花環式
P. 122

8 蜥蜴式
P. 206

全身修復

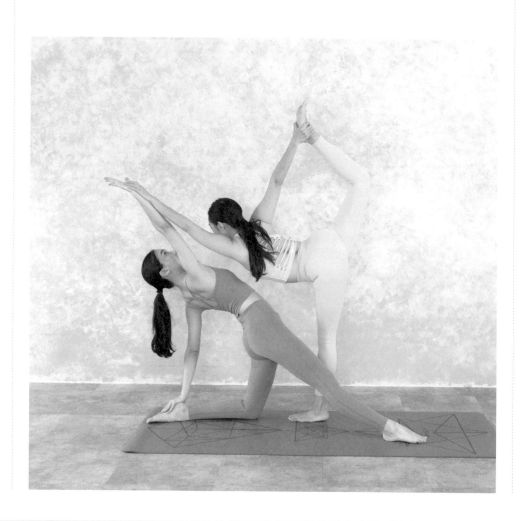

是時候放手了！全身修復瑜伽幫助你放慢速度並且放鬆身心，從忙碌的生活中恢復過來。你將伸展整個身體，並且使用道具釋放壓力，以保持支撐。在壓力重重的一天中，為安靜而抽出時間，是一種自愛和同情心的行為，當你感到精力耗盡，這會讓你感到滿足。以柔和的姿勢進行，引導有意識地呼吸，以舒緩身心壓力，為更健康的身體，創造更好的身體意識，並且幫助增強你對每個姿勢的自信，找到自己愉快的練習節奏。

請找一個安靜且空曠的空間，你可以在其中鋪墊以練習此序列。在壓力大的時候，到墊子上並非易事，但是這絕對重要。抽出時間尋找靜止狀態，有助於減輕我們的日常生活壓力，並且使我們在餘下的一天中，注意力更加集中。此序列在使你從頭腦中跳到現在。它具有恢復性和著地性的姿勢，使你可以向內轉彎，並且與呼吸保持聯繫，從而減輕身體和心靈的壓力。請花一些時間注意在整個練習過程中，會產生什麼感覺和想法，然後繼續將注意力轉移到呼吸和此時此地。

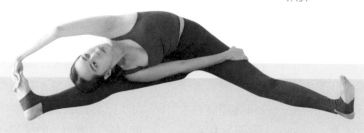

1 坐姿分腿的
側身拉展

P. 154

全身修復的
瑜伽序列練習

· ·

6 **大休息**

雖然看起來就像是睡著的樣子躺在墊子上，但大休息的意義不是
為了真正的睡眠，而是為了邀請你放鬆並恢復自己的身體
Savasana 通常在瑜伽課程結束時練習，它是讓肌肉和頭腦冷靜下
來的好方法，同時也能讓剛剛完成的一連串體位法伸展、扭轉、
平衡……練習發揮它們神奇的魔力

P. 148

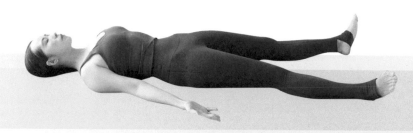

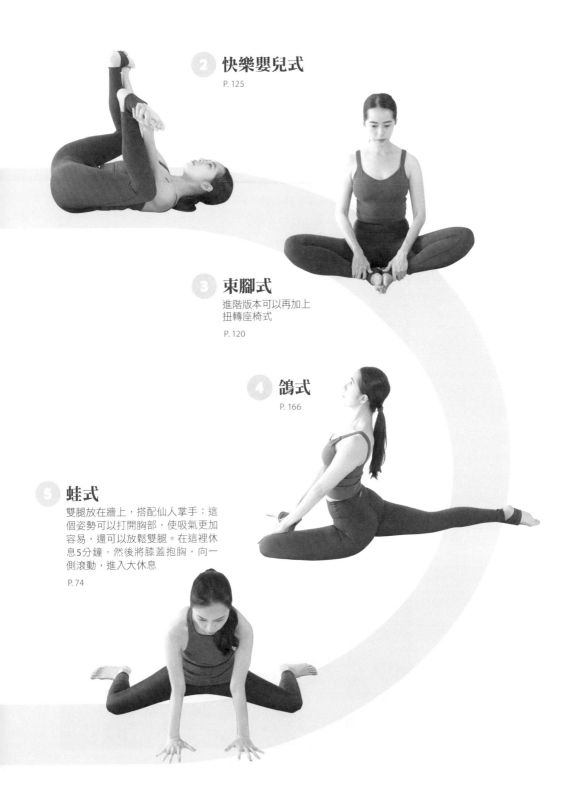

2 快樂嬰兒式

P. 125

3 束腳式

進階版本可以再加上
扭轉座椅式

P. 120

4 鴿式

P. 166

5 蛙式

雙腿放在牆上，搭配仙人掌手：這
個姿勢可以打開胸部，使吸氣更加
容易，還可以放鬆雙腿。在這裡休
息5分鐘，然後將膝蓋抱胸，向一
側滾動，進入大休息

P. 74

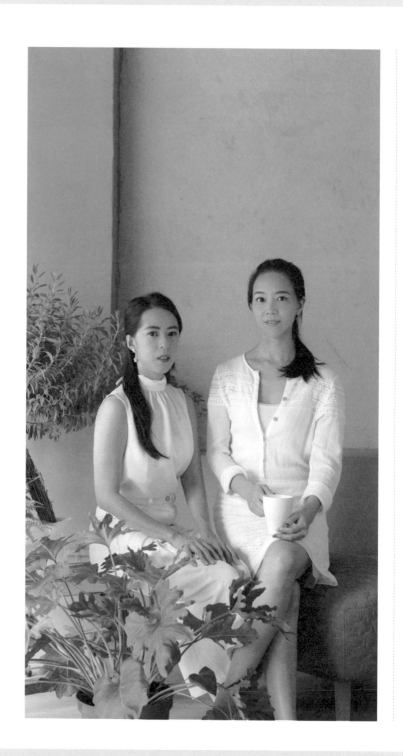

結語——

養成好習慣
才是養生最根本之道

以上闡述的養生方法與《內經》的養生觀念一致。

調養精神：思慮過多，情緒起伏不定，都可能使精神耗散、委靡不振，身體容易生病，甚至外表衰老、體能衰退，所以，我們把內在的心理狀態，情志的調節，放在養生的首要項目。「樂其俗，高下不相慕」。不論是瑜伽的練習，重量的訓練，甚至是一般日常生活，我們把重點放在自己身上，不與他人比較，不羨慕別人，不批評自己。

順應自然：本是四季氣候的變化，風寒暑濕的侵擾，但是因為氣候變遷、全球暖化，現在每週甚至每天的天氣，溫差變化的幅度變得很大。這些外在的變化必然會影響身體以及生理活動，若沒有順應自然環境的變化，調養身體，可能會導致疾病上身。「和於陰陽，調於四時」，順應自然環境陰陽的變化，安其身，避免外邪的侵擾。

鍛鍊身體：保持身體的活動度，關節的靈活度，肌肉的彈性與強壯，所以適度的運動，鍛鍊身體是必要的，不但可以避免受傷，還可以增強免疫力，放鬆緊繃的情緒與壓力。

節制飲食：食飲有節，不吃過飽，不過度飢餓，不吃太多辛辣重口味的食物，不過量飲酒，凡是喜歡的東西不吃過量，以免損傷脾胃，影響健康，甚至帶來肥胖或是更多的身體負擔。

起居有常，勞逸適度：作息要正常，不熬夜，不過度操勞，適當的休息，才不會傷神耗氣；也不過度懶散，睡到過午，導致身體機能衰退，代謝變差，在不知不覺中，健康狀況每況愈下。很多時候不是買很多補品、健康食品，才能健康或是慢老，也不是買了高檔保養品，才能達到美顏、抗皺、青春的效果。

很多養生的小細節，其實藏在生活之中，養成好習慣才是養生最根本之道。

何雨涵——

YouTube

FB

IG

何穎盈——

FB

IG

瑜伽練習
輔助工具

　　瑜伽墊、瑜伽繩和瑜伽磚是初學
者的好朋友,同時對於進階練習者來
說也是不可或缺的輔具!它們可以幫
助你調整姿勢正位,並且使停留在動
作裡的身體狀態更放鬆,整體瑜伽體
驗會更加愉悅。

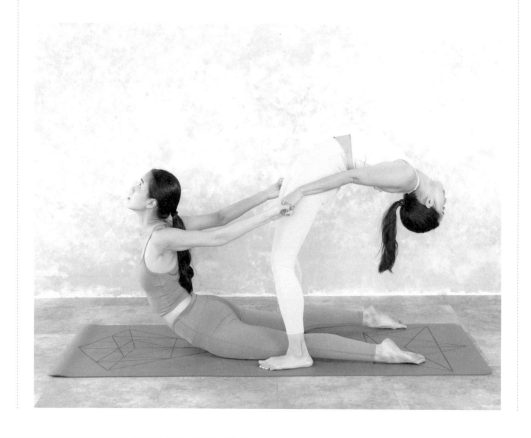

瑜伽墊

　　瑜伽墊最重要的是，提供你手腳在接觸地面時的止滑功能，讓膝蓋跪地不會痛，以及良好的穩定效果，避免關節承受不必要的壓力，確保安全的練習品質。

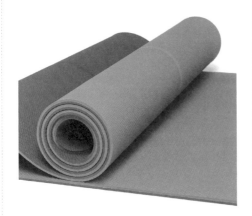

瑜伽繩

　　瑜伽繩在很大程度上，有助於保持脊柱的結構對齊，它是拉近手跟腳距離的好物，可以應用在側身拉展、坐姿前彎、舞王式……等。

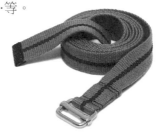

瑜伽磚

　　瑜伽磚提供良好穩定的支撐，能擴充你的運動範圍，從而縮短你與地板之間的距離（使地板離你更近），可以支撐背部、頭部和臀部……等，幫助身體適應姿勢。

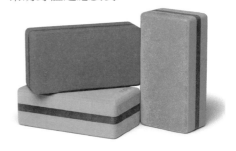

圖片提供：agoy

當中醫遇上瑜伽

以瑜伽體位對應十二經絡，
從四時節氣調養到強化全身肌群的
對症養生書

作者	何雨涵(Katie)・何穎盈
責任編輯	林志恆・吳佳穎
封面設計	黃舒曼
內頁設計	化外設計
封面攝影	Patricia Huang
經絡插畫	王舒玗

發行人	許彩雪
總編輯	林志恆
行銷企畫	郭姵妤
出版者	常常生活文創股份有限公司
地址	台北市 106 大安區信義路二段 130 號

讀者服務專線	(02) 2325-2332
讀者服務傳真	(02) 2325-2252
讀者服務信箱	goodfood@taster.com.tw
讀者服務專頁	https://www.facebook.com/goodfood.taster

法律顧問	浩宇法律事務所
總 經 銷	大和圖書有限公司
電話	(02) 8990-2588（代表號）
傳真	(02) 2290-1628

製版印刷	科億印刷股份有限公司
初版一刷	2020 年 7 月
定價	新台幣 420 元
ISBN	978-986-99071-0-1

FB｜常常好食　　網站｜食醫行市集

國家圖書館出版品預行編目（CIP）資料

當中醫遇上瑜伽 : 以瑜伽體位對應十二經絡，
從四時節氣調養到強化全身肌群的對症養生書
／何雨涵，何穎盈作. --
初版. -- 臺北市 : 常常生活文創, 2020.07
　面；　公分
ISBN 978-986-99071-0-1 (平裝)

1.瑜伽 2.經絡

411.15　　　　　　　　　　　　109009666